Inhalt

Vorwort

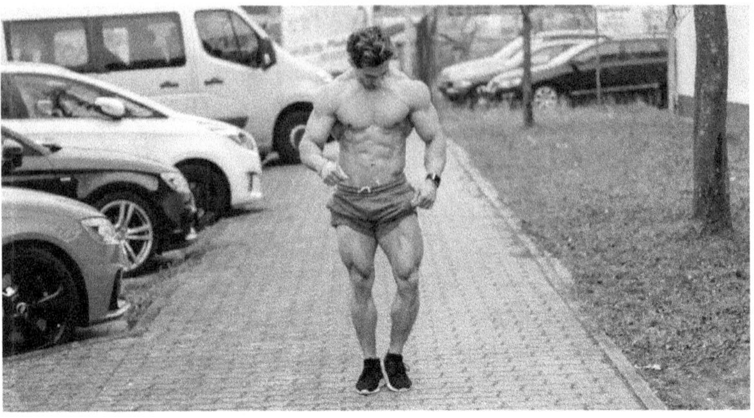

„In unserer heutigen Welt gibt es kaum noch Dinge, die man mit Geld nicht kaufen kann. Und gerade deshalb ist es etwas ganz Besonderes, wenn es sich doch etwas findet, das man mit keinem Geld der Welt kaufen kann. Und genau diese Gegebenheit ist gegeben, wenn es um die Erarbeitung der optischen Ziele beim Krafttraining geht.

Denn kein Geld der Welt ersetzt die harte Arbeit, die für die Zielerreichung vonnöten ist. Genau aus dem Grund liebe ich diesen Sport, denn egal welchem Geschlecht, welcher Nationalität oder welcher gesellschaftlichen Schicht man angehört, jeder hat die gleichen Voraussetzungen und jeder muss von 0 beginnend sich sein Ziel hart erarbeiten.

Ich habe in diesem Buch die Möglichkeit bekommen, ein Vorwort an die Leser zu richten, damit dieser einen kleinen Einblick in die Welt dieses Sports bekommt und was diesen so besonders macht. Weshalb dieser Sport so etwas Besonderes ist, habe ich euch schon mitgeteilt. Jetzt möchte ich noch mitteilen, was in meinen Augen entscheidend ist, wenn es darum geht seine sportlichen Ziele zu erreichen. Entscheidend ist nicht der perfekte Trainings- oder Ernährungsplan, sondern die richtige Einstellung. Erfolg beginnt im Kopf und wer nicht die richtige Einstellung an den Tag legt, dem bringen auch noch so perfekte Pläne nichts. Die richtige Einstellung beginnt mit einem genau definierten Ziel, denn ohne

Ziel gibt es auch keine Zielerreichung! Ist das Ziel genau definiert, so sollte dieses Ziel höchste Priorität genießen. Ist dem nicht der Fall, so kann ich euch direkt vorhersagen, dass ihr euer Ziel nicht erreichen werdet.

Denn genießt eure Ziel nicht eine hohe Priorität, so werdet ihr immer Dinge finden, die ihr über euer Ziel setzen werdet. Wem sein Ziel so wichtig ist, der brennt für sein Ziel und ist absolut entschlossen, dieses Ziel auch erreichen zu wollen. Und da interessiert es ihn auch wenig, wie lange es dauert, bis er am Ziel ist, denn er macht es so lange, bis er am Ziel ist! Legt ihr die richtige Einstellung an den Tag, so empfehle ich euch die Aneignung der Grundlagen in Training und Ernährung.

Denn egal welche Trainings- und Ernährungsform, sie basieren alle auf denselben Grundlagen. Habt ihr die richtige Einstellung und habt euch die richtigen Grundlagen angeeignet, so trennt euch nur noch kontinuierliche harte Arbeit von eurem Ziel.

Ich hoffe, ich konnte euch einen kleinen Einblick in diesen Sport gewähren und wünsche euch viel Spaß beim Lesen dieses Buches, in dem euch vom Autor die Grundlagen des Trainings nahegebracht werden."

– Instagramer & Youtuber **baktogym**

Intervallfasten & Intermittierendes fasten

Einführung

Es gibt einen Grund, warum intermittierendes Fasten heute eine der beliebtesten Ernährungsweise der Welt ist: Es funktioniert! Genauer gesagt hilft es den Menschen, nicht nur das gewünschte Gewicht zu verlieren (was Sie im Buch erfahren werden), sondern auch gesund zu werden und es zu bleiben. Es ist zwar keine magische Pille, um alle Ihre Fettgewebe und Krankheiten verschwinden zu lassen, aber es kann Ihnen helfen, Ihr Idealgewicht zu erreichen und das Risiko bestimmter gesundheitlicher Probleme erheblich zu reduzieren.

In diesem Buch werde ich Ihnen zeigen, was intermittierendes Fasten wirklich ist, warum Sie es in Ihren Lebensstil integrieren sollten, wie es Ihnen helfen kann, schlank und gesund zu bleiben, die verschiedenen Arten des Fastens mit Unterbrechungen (Protokolle) und wie man das intermittierende Fasten als Lifestyle lebt mit einer Liste von Dingen, die Sie tun sollten und nicht tun sollten. Wenn Sie dieses Buch fertiggelesen haben, sind Sie in der Lage, intermittierendes Fasten in Ihren Lebensstil zu integrieren und auf dem Weg, schlanker und gesünder zu werden.

Kapitel 1: Intermittierende Grundlagen des Fastens

Um zu verstehen, was intermittierendes Fasten ist und warum Sie davon profitieren können, ist es wichtig, den Begriff in seine Wortbestandteile zu zerlegen - Fasten und intermittierend. Lassen Sie uns zuerst über das Fasten sprechen. Es gibt viele verschiedene Eindrücke über das Wort "Fasten". Für manche Menschen ist es eine Diät. Für einige ist es eine Art, den Arm Gottes zu verdrehen, um zu bekommen, was sie von ihm wollen - als ob sie Gottes Arm verdrehen könnten. Für einige ist es eine Art, den Körper zu reinigen. Also, was ist Fasten wirklich? Grundsätzlich ist das Fasten der Akt, absichtlich für eine bestimmte Zeit von der Nahrung fernzubleiben. Beim Fasten nimmt man entweder gar keine Nahrung zu sich oder nur ganz wenig.

Die meisten Menschen kennen das Fasten als einen Akt, die Gunst Gottes zu erlangen, wie z. B. beim Islam. In diesen und anderen Religionen ist das Fasten einer der besten Wege, Gott "zu gefallen" (sei es die Absicht, ihn einfach zu erfreuen oder seine Segnungen zu erlangen), für die Sünden, die sie begangen haben, zu zahlen oder ihre Geister zu stärken und empfindlicher für Gottes Stimme zu werden. Die letztere Wahrnehmung spiritueller Stärkung und Verschärfung wird überraschenderweise von psychologischen Prinzipien unterstützt, wenn auch aus einem anderen Blickwinkel. Wie ist das gemeint?

Für Menschen, die sehr religiös oder fromm sind, hängt die Fähigkeit, den Versuchungen der Welt wie Sex, Laster und Materialismus unter anderem zu widerstehen, von der Stärke des eigenen Geistes ab. Es gibt eine sehr gute spirituelle Analogie, die den Kampf zwischen dem Geist und dem Fleisch oder den weltlichen Wünschen - den guten und bösen inneren Wölfen - veranschaulicht. **Die indianischen Ureinwohner glauben, dass innerhalb des Geistes einer Person 2 Wölfe leben, die beide miteinander uneins sind. Der stärkere Wolf ist derjenige, der die**

Person dazu bringt, zu denken, zu fühlen und ihr Leben in einer bestimmten Weise zu leben, das heißt, gut oder schlecht. Und wer bestimmt, wer zwischen den beiden Wölfen stärker ist?

Die Person selbst. Wenn ein Mensch seinen fleischlichen Wolf hungern lässt, den bösen, schwächt er ihn und ernährt unabsichtlich den guten Wolf, um ihn stark zu machen, und umgekehrt.

Das Fasten ist eine der Hauptarten, in der die meisten Religionen den guten Wolf füttern und folglich den Bösen verhungern lassen. Deshalb glauben religiöse Menschen, dass das Fasten den Geist stärkt, das heißt den guten Wolf, um gegen die Versuchung zu kämpfen. Im Bereich der Psychologie bezieht sich der Begriff, der sich auf die Praxis des Verhungerns des bösen Wolfs bezieht, auf eine verzögerte Befriedigung. Wenn Sie sich daran erinnern, was in dem berühmten Marshmallow-Test an Kindern passiert ist, sind diejenigen, die der Begeisterung widerstehen konnten, die Marshmallows zu essen, sofort zu gut eingestellten und disziplinierten Erwachsenen herangewachsen. Da Fasten eine Menge verzögerter Befriedigung beinhaltet, erlaubt es einer Person, einen viel stärkeren Charakter oder Willensstärke zu entwickeln. Warum hungern? Ob Sie es glauben oder nicht, die Vorteile des Fastens sind nicht nur auf den Geist oder die Psyche beschränkt.

Es erstreckt sich auch auf den physischen Körper. Nun, wie kann das Hungern für eine längere Zeit, gesundheitliche Vorteile haben, wenn doch die Volkswissenschaft behauptet, dass Hungern für eine längere Zeit nicht gut wäre. Ist Essen denn nicht eine der wesentlichen Voraussetzungen für Langlebigkeit? Es stimmt zwar, dass Essen eine Voraussetzung ist, um am Leben zu bleiben und Hunger im Allgemeinen nicht gut für den Körper und Geist ist, doch bewusstes Hungern für eine begrenzte Zeit ist tatsächlich viel gesünder, sowohl körperlich und geistig. Der Schlüssel dazu ist das schnelle oder periodische Fasten. Das bringt uns zum zweiten Wort des Begriffs, der "intermittierend" ist. Um die Vorteile des Fastens und die gewünschte gesundheitliche Wirkung zu erhalten, ist es wichtig, intermittierend zu fasten und nicht für lange Zeiträume wie z. B. für Tage oder Wochen. Hier sind die wichtigsten gesundheitlichen Vorteile von intermittierendem Fasten:

Beschleunigter Fettabbau

Abnehmen ist nicht unbedingt eine großartige Sache, vor allem, wenn Sie das falsche Gewicht verlieren. "Ja wirklich?" Es gibt eine richtige Art von Gewichtsverlust? Ja, den gibt und sie heißt Fettabbau! Viele Menschen verwechseln Gewichtsverlust mit Fettabbau, weshalb so viele ungesunde schnelle Gewichtsverlust-Diäten - a.k.a. Crash-Diäten - weiterhin im Internet und darüber hinaus so weit verbreitet sind. Obwohl es stimmt, dass viele Crash-Diäten eine Person wirklich dazu bringen können, 5 Kilo oder mehr pro Woche zu verlieren, ist es doch erwähnenswert, dass das meiste verlorene Gewicht von der Art ist, die man nicht verlieren will: **Wasser und Muskelmasse**.

Intermittierendes Fasten hilft Ihnen, die richtige Art von Gewicht in einem schnellen aber gesunden Tempo zu verlieren - Körperfett. Glauben Sie mir, auch wenn Sie nur höchstens 1 Kilo pro Woche verlieren (die etablierte gesunde Gewichtsverlust-Rate), 4 Kilo Körperfett in einem Monat (bei 4 Wochen pro Monat), werden Sie im Vergleich zu 8 Kilo in einem Monat deutlich schlanker aussehen, weil dieser Verlust hauptsächlich aus Wasser und Muskeln besteht. Warum die Notwendigkeit, so viel Muskelmasse wie möglich zu erhalten? Je mehr Muskelmasse Sie haben, desto schneller ist Ihr Stoffwechsel. Dieser hat die Fähigkeit, Kalorien und gespeichertes Körperfett zu verbrennen. Wenn Sie hauptsächlich Körperfett und minimale Muskelmasse verlieren, ändert sich Ihr Metabolismus kaum und Sie verbrennen größtenteils Körperfett! Intermittierendes Fasten beschleunigt den Stoffwechsel, indem es die Produktion von fettverbrennenden Hormonen wie Noradrenalin erhöht und gleichzeitig die Insulinproduktion minimiert. Es wurde in Studien gezeigt, dass im Durchschnitt intermittierendes Fasten - wenn es richtig gemacht wird - Ihrem Körper helfen kann, bis zu 14 % mehr Kalorien und Körperfett zu verbrennen. Insbesondere eine Überprüfung eines bestimmten Teils der wissenschaftlichen Literatur im Jahr 2014 zeigte, dass intermittierendes Fasten innerhalb von 24 Wochen dazu beitragen kann, dass Menschen bis zu 8 % ihres Gewichts verlieren, was für einen relativ kurzen Zeitraum als erhebliche Gewichtsabnahme angesehen werden kann. Stellen Sie sich vor, wenn Sie 100 Kilo wiegen, können Sie bis zu 8 Kilo in nur 6 Monaten oder weniger verlieren! In der gleichen Studie wurde auch festgestellt, dass die Personen, die an der Studie beteiligt waren, bis zu 7 % ihrer Taille verloren haben. Dies zeigt, dass der größte Gewichtsverlust, der erzielt wurde, Körperfett war. In einer anderen Studie wurde gezeigt, dass durch intermittierendes Fasten mehr Muskelmasse erhalten bleibt, im Vergleich zu kalorienreduzierten Diäten. Der Grund? Erinnern Sie sich daran, wie intermittierendes Fasten die Produktion von fettverbrennenden Hormonen erhöht, während fettspeichernde Hormone minimiert werden? Jetzt wissen Sie, warum. Wegen seiner Fähigkeit, Ihren Kalorienverbrauch zu erhöhen und Ihren Stoffwechsel zu verbessern, kann intermittierendes Fasten Ihnen helfen, Ihren Gewichtsverlust, Körperfettabbau, und Ihre Ziele zu erreichen.

Minimierung des Typ-2-Diabetes

Eine der weltweit am meisten verbreiteten Gesundheitsepidemien ist Diabetes. In vielen Ländern der Welt, besonders in wohlhabenden Ländern oder in der Ersten Welt, entwickelt sich Diabetes zu einer der tödlichsten Krankheiten, mit denen Regierungen zu kämpfen haben. Dieser medizinische Zustand ist in erster Linie das Ergebnis einer erhöhten Insulinresistenz (geringe Insulinsensitivität), die den Blutzuckerspiegel einer Person konstant hoch und chronisch macht. Umgekehrt gilt, je niedriger die Insulinresistenz einer Person (hohe Sensitivität) ist, desto niedriger ist normalerweise ihr Blutzucker. Wie bereits erwähnt, kann intermittierendes

Fasten helfen, die Produktion von Insulin zu minimieren. In mehreren Studien wurde geschätzt, dass intermittierendes Fasten den Insulinspiegel um bis zu 31 % senken kann. In diesem Zusammenhang wurde auch basierend auf Studien geschätzt, dass intermittierendes Fasten dazu beitragen kann, den Blutzuckerspiegel um bis zu 6 % zu senken. Durch die Verbesserung der Insulinsensitivität (Verringerung der Insulinresistenz) und Senkung des Blutzuckerspiegels kann intermittierendes Fasten dazu beitragen, das Risiko zu minimieren Typ-2-Diabetes zu bekommen. Dieser Vorteil ist jedoch eher für Männer als für Frauen anwendbar. Eine Studie zeigte, dass der Blutzuckerspiegel von Frauen im Durchschnitt während eines 3-wöchigen intermittierenden Fastenprotokolls anstieg.

Verbesserte kardiovaskuläre Gesundheit

Heute sind der IS oder die syrische Armee nicht die größten Mörder der Welt. Es sind Herz-Kreislauf-Erkrankungen. Und es gibt Gesundheitsmarker oder Risikofaktoren, die helfen können, das Risiko von Herzerkrankungen zu bestimmen. Einer der Vorteile des intermittierenden Fastens ist die Verringerung einiger dieser Marker oder Risikofaktoren, zu denen erhöhte Cholesterinwerte, Bluthochdruck, Blutzuckerspiegel, Triglyzeridspiegel und Marker für Entzündungen gehören. Ich sage "wahrscheinlich", weil diese Vorteile hauptsächlich bei Tieren beobachtet wurden, was bedeutet, dass mehr Studien - beim Menschen - über die kardiovaskulären Vorteile von intermittierendem Fasten durchgeführt werden müssen. Nichtsdestoweniger ist die Wahrscheinlichkeit, dass solche Vorteile auch für den Menschen gelten, hoch, wenn man bedenkt, dass die meisten wissenschaftlichen Tests zu möglichen Auswirkungen von Drogen und anderen Dingen zuerst an Tieren getestet werden. Und oft geben die positiven Testergebnisse den Forschern und Wissenschaftlern das Signal, solche Dinge am Menschen anzuwenden.

Verbesserte zelluläre Wiederherstellung

Ein Prozess, der für die Zellreparatur entscheidend ist, ist die Entfernung von Abfall aus den Zellen, also. Autophagie. Dies beinhaltet den Stoffwechsel von dysfunktionalen oder gebrochenen Proteinen, die sich im Laufe der Zeit in den Zellen ansammeln können. Eine erhöhte Autophagie kann helfen, mehr solcher gebrochenen oder dysfunktionalen Proteine zu metabolisieren oder zu entfernen und folglich die zelluläre Reparaturfunktion des Körpers zu verbessern. Intermittierendes Fasten kann Ihrem Körper helfen, eine erhöhte Autophagie zu erreichen und dabei Ihrem Körper helfen, Zellen viel besser zu reparieren.

Zelluläre Gen- und hormonelle Veränderungen

Wenn Sie längere Zeit nichts gegessen haben, passieren mehrere wichtige hormonelle Veränderungen. Dazu gehört - wie bereits erwähnt - eine vermehrte Produktion des fettverbrennenden Hormons Norepinephrin und eine Senkung des Insulinspiegels. Wie bereits erwähnt, beinhaltet es auch eine erhöhte Autophagie, die zu einer besseren Reparatur der Zellen führt.

Eine andere hormonelle Veränderung, die während des Fastens intermittierend auftreten kann, ist eine erhöhte Produktion von menschlichen Wachstumshormonen, die Ihnen helfen können, mehr Muskeln aufzubauen oder sogar während einer Diät die Muskelmasse zu erhalten. Abgesehen davon, dass Sie viel fitter aussehen, hilft Ihnen mehr Muskelmasse, stärker zu werden.

Reduzierte Werte von oxidativem Stress und Entzündung

Der häufigste Grund für vorzeitige Alterung und für die meisten chronischen und degenerativen Erkrankungen ist heute oxidativer Stress. Warum? Weil es Ihren Körper trifft, wo es am wichtigsten ist - auf Zellebene! Oxidativer Stress beinhaltet die Reaktion von freien Radikalen oder instabilen Molekülen auf die entscheidenden Moleküle des Körpers wie Protein und DNA. Und solche Reaktionen sind nicht gut - sie sind schädlich und gefährlich!

Es wurde in wissenschaftlichen Studien nachgewiesen, dass intermittierendes Fasten die wohltuende Fähigkeit hat, dem Körper zu helfen, seine Fähigkeit, oxidativen Stress abzuwehren oder zu bekämpfen, zu stärken. Einige Studien haben auch gezeigt, dass intermittierendes Fasten auch einen anderen Hauptfaktor für viele chronische Krankheiten verringern kann: **Entzündung.** Daher ist intermittierendes Fasten eine der besten Möglichkeiten, das Altern zu verlangsamen und die Risiken für viele der heutigen chronischen und degenerativen Krankheiten zu reduzieren.

Besseres Management von Krebs

Einige Studien, wenn auch an Tieren durchgeführt, haben gezeigt, dass intermittierendes Fasten helfen kann, Risiken für bestimmte Krebsarten durch verbesserte Stoffwechselprozesse zu reduzieren. Bei Studien an Menschen erwies sich intermittierendes Fasten als hilfreich bei der Minimierung der Nebenwirkungen einer Chemotherapie.

Optimaler Geist

Oft ist es so: Was für den Körper im Allgemeinen vorteilhaft ist, ist auch vorteilhaft für das Gehirn. Besserer Metabolismus, substantielle Verbesserungen der Insulin- und Blutzuckerwerte, Reduktion von oxidativem Stress und reduzierte Entzündungen können alle zu optimalen kognitiven und mentalen Leistungen sowie der allgemeinen Gehirngesundheit beitragen. Tierstudien haben gezeigt, dass intermittierendes Fasten dabei helfen kann, neue Nervenzellen zu züchten, die für eine optimale geistige Leistungsfähigkeit und Gehirngesundheit entscheidend sind.

Laut einer Studie, wird während des Fastens, die Produktion von Gehirn-abgeleiteten neurotropen Faktor (BDNF) stimuliert, ein wichtiges Hormon, das dazu beitragen kann, Risiken für psychische Probleme wie Depression unter anderem zu reduzieren. Und schließlich kann intermittierendes Fasten auch dazu beitragen, die schädlichen Auswirkungen von Schlaganfällen auf das Gehirn zu minimieren.

Geringeres Risiko für Alzheimer-Krankheit

Eine der häufigsten neurodegenerativen Erkrankungen der Welt ist die Alzheimer-Krankheit. Gegenwärtig gibt es noch immer kein bekanntes Heilmittel gegen Alzheimer, trotz wissenschaftlicher Durchbrüche, die uns näher an die Entdeckung eines solchen Mittels heranführen. An diesem Punkt ist die beste Medizin immer noch Prävention. Während Studien, die signifikante Erkenntnisse über die Rolle von intermittierendem Fasten bei der Senkung des Risikos für Alzheimer ergeben haben, an Tieren durchgeführt wurden, bedeutet dies nicht, dass durch intermittierendes Fasten die Anti-Alzheimer-Vorteile nicht auf den Menschen anwendbar sind. Denken Sie daran, dass die meisten wissenschaftlichen Durchbrüche im medizinischen Bereich zuerst bei Tieren validiert wurden, bevor dies bei Menschen der Fall war. Daher kann es sein, dass intermittierendes Fasten dazu beitragen kann, das Risiko für Alzheimer und sogar für Parkinson und Huntington zu reduzieren. Und obwohl es bis heute keine signifikanten Studien über Menschen gibt, die die Rolle des intermittierenden Fastens im Kampf gegen Alzheimer bestätigen, gibt es Berichte, dass Alzheimer-Patienten nach dem Fasten für eine kurze Zeit als Interventionsmethode viel bessere Symptome haben.

Allgemein längeres Leben

Schließlich werden allgemeine Verbesserungen der allgemeinen Gesundheit die Lebenserwartung verbessern. Da intermittierendes Fasten helfen kann, die oben genannten wichtigen Vorteile für Gesundheit und Fitness zu erzielen, ist es sehr wahrscheinlich, dass die Einbeziehung von intermittierendem Fasten als Teil eines allgemein gesunden Lebensstils dazu beitragen kann, das Leben zu verlängern.

In den nächsten Kapiteln werden wir uns die beliebtesten Möglichkeiten ansehen, wie intermittierendes Fasten überall auf der Welt durchgeführt wird, die üblicherweise als Protokolle bezeichnet werden. Jedes Protokoll hat seine eigenen einzigartigen Vorteile, die Ihnen helfen können, zeitweiliges Fasten in Ihren Lebensstil zu integrieren, unabhängig von Ihren persönlichen Umständen.

Kapitel 2: Das Lean-Gain-Protokoll

Dies gilt als eines der weltweit populärsten Protokolle für das schnelle Fasten. Der Befürworter dieses Protokolls ist Martin Berkhan. Das Lean-Gains-Protokoll ist ideal für Sie, wenn Sie gerne die Gewichte im Fitness-Studio stemmen und definiert sein wollen, also Muskeln aufbauen und Körperfett verlieren.

Wie es funktioniert

Wenn Sie ein Mann sind, müssen Sie jeden Tag 16 Stunden fasten und wenn Sie eine Frau sind, müssen Sie täglich für eine kürzere Zeit fasten - 14 Stunden. Die restlichen 8 (Männer) bis 10 (Frauen) Stunden werden Ihr Fütterungs- oder Essensfenster sein. Sie gehen während Ihrer 14- bis 16-stündigen täglichen Fastenzeit nicht völlig ohne Nahrung aus. Während dieser Zeit kann man immer noch etwas essen, jedoch nur kalorienfrei. Trinken (am besten Wasser oder andere kalorienfreie Getränke) ist ebenfalls erlaubt. Ganz oben auf der Liste steht natürlich Wasser! Andere annehmbare Alternativen schließen kalorienfreie Limonaden und Kaugummis, ungesüßten schwarzen Kaffee (oder gesüßt mit einem kalorienfreien Süßstoff wie Stevia) und Tee ein. Wann sollten Sie mit dem Fasten anfangen und für wie lange? Es hängt von Ihnen ab, aber die beste Zeit wäre, wenn es für Sie am wenigsten schwierig ist, zu fasten.

Für die meisten Menschen ist ihre ideale Fastenzeit in der Nacht - es ist einfacher, im Schlaf zu fasten - bis zum späten Morgen. Für solche Menschen ist der späte Morgen normalerweise 6 Stunden nach dem Aufwachen. Wenn Sie die Art von Person sind, die die meiste Zeit sehr hektisch unterwegs ist, kann das Timing Ihres Essensfensters, so sein, dass es den stressigsten oder hektischsten Zeiten Ihrer Tage entspricht und Ihnen die notwendige Energie zur Verfügung stellt, wenn Sie sie es am meisten brauchen. Und wenn Sie Ihre Fastenzeit zu Ihren ruhigsten Zeiten planen, können Sie flexibel bleiben. Abgesehen von den Zeiten, in denen Sie essen dürfen und nicht essen dürfen, sollten Sie darauf achten, was Sie essen dürfen und was nicht. Insbesondere müssen Sie diejenigen Arten von Lebensmitteln berücksichtigen, die optimal für Ihre regelmäßigen Trainingseinheiten im Fitnessstudio sind. An den Tagen, an denen Sie ins Fitnessstudio gehen, brauchen Sie mehr Kohlenhydrate als Treibstoff und weniger Fettkalorien. Aber an Tagen, an denen Sie nicht ins Fitnessstudio gehen, sind mehr fette Kalorien als Kohlenhydrate besser. Warum? Fettkalorien sind sättigender, daher Füllender, was dazu beitragen kann, dass Sie sich länger satt fühlen und Ihr Verlangen oder Hunger während Ihres Fastenzeitfensters reduzieren. Aber unabhängig davon, ob Sie ins Fitnessstudio gehen oder nicht, müssen Sie sicherstellen, dass Sie ausreichend Protein gegen Muskelabbau oder zum Muskelaufbau bereitstellen. Unabhängig von der Art der Kalorien, die Sie essen, ist es wichtig, ganze und unverarbeitete Lebensmittel zu essen. Ab und zu gibt es keine Nachteile für verarbeitete Produkte wie einen Ersatz-Shake oder einen Müsliriegel, vor allem, wenn Sie nach einer schnellen Lösung suchen.

Stellen Sie nur sicher, dass das Essen von verarbeiteten Lebensmitteln die Ausnahme und nicht die Norm ist. Wie bei allen guten Dingen hat dieses Protokoll seine eigenen Vor- und Nachteile. Lassen Sie uns zuerst über den Vorteil sprechen, der da ist, dass es keine Aufregung über die Häufigkeit von Mahlzeiten geben wird. Ob Sie alles in einer Mahlzeit oder in 20 Mahlzeiten essen, spielt keine Rolle, solange Sie nur in Ihrem vorgesehenen Essensfenster essen. Für viele Menschen ist der Spielraum, wie oft sie an einem bestimmten Tag essen dürfen, ein großer Segen, der es ihnen erlaubt, das intermittierendem Fasten durchzuführen.

Kapitel 3: Das Eat-Stop-Eat-Protokoll

Dieses intermittierende Fastenprotokoll wurde von einem Mann namens Brad Pilon erstellt. Wenn Sie die Art von Person sind, die bereits richtig und gesund isst, dann könnte dies das Protokoll für Sie sein. Im Vergleich zu einigen der relativ extremen Ernährungsprotokolle war das Eat-Stop-Eat-Protokoll hauptsächlich auf Mäßigung ausgerichtet. Was meine ich damit? Hier kann man so ziemlich alles essen, was man mag, solange man nur moderate Mengen davon isst. Also, wenn Sie ein Stück Pizza essen wollen, dann machen Sie das! Stellen Sie nur sicher, dass es nur bei einem Stück bleibt und Sie den Rest nicht essen.

Wie es funktioniert

Bei der Eat-Stop-Eat-Methode müssen Sie nicht jeden Tag fasten. Sie müssen es höchstens zweimal wöchentlich für jeweils 24 Stunden tun. Und während dieser 24-Stunden-Fastenzeiten dürfen Sie nichts essen, aber Sie können frei jedes Getränk trinken, solange es keine Kalorien hat, z. B. Wasser und grünen Tee. Wenn Ihre Fastenzeit vorbei ist, kehren Sie einfach zu Ihrem üblichen Essprogramm zurück. Sie haben auch die Freiheit, das Timing Ihres wöchentlichen Fastens zu wählen. Das bedeutet, dass Sie Ihre Fast- oder Fastenzeiten an Tagen planen können, an denen Sie am wenigsten Schwierigkeiten haben, 24 Stunden lang zu fasten. Für manche Leute sind es die Wochenenden, während für andere die am arbeitsintensivsten Tage sind, sodass sie kaum merken, dass sie hungrig sind.

Es liegt wirklich an Ihnen. Wie bereits erwähnt, geht es bei diesem Protokoll nur um Moderation. Als solches zielt es darauf ab, Ihren Kalorienverbrauch zu reduzieren, indem Sie Ihre Mahlzeithäufigkeit für die ganze Woche reduzieren und z. B. 1 oder 2 Tage pro Woche nicht zu essen. Auf diese Weise reduzieren Sie versehentlich Ihre wöchentliche Kalorienzufuhr auf dem Weg zum Fettabbau. Regelmäßige Bewegung ist ein weiterer wichtiger Teil dieses Protokolls. Gewichtheben oder Krafttraining ist das Beste, was Sie tun können. Warum? Durch das Training minimieren Sie den Muskelabbau und verstärken den Fettabbau. Und wie ich bereits erwähnt habe, ist Muskelmasse einer der wichtigsten Faktoren, die bestimmen, wie viel Kalorien Ihr Körper regelmäßig verbrennen kann und wie viel Körperfett Sie während einer Diät verlieren können.

Vor- und Nachteile

Wenn es um das Eat-Stop-Eat-Protokoll geht, ist sein größter Vorteil Flexibilität. Warum? Dies liegt daran, dass Sie mit diesem Protokoll klein anfangen und zunächst kleine, dann aber immer größere Schritte in Richtung vollständige Implementierung unternehmen können. Sie können so lange wie möglich während des ersten oder zweiten Tages fasten und die Dauer Ihres Fastens allmählich erhöhen, während Ihr Körper entsprechend reagiert. Brad Pilon - der Urheber und Hauptbefürworter des Protokolls - tritt dafür ein, dass Sie das Protokoll an dem möglicherweise aktivsten Tag Ihrer Woche oder an einem Tag, an dem Sie keine sozialen Verpflichtungen eingehen müssen (Minimierung der Versuchung zu essen), durchführen.

Wenn Sie das Protokoll an einem Tag beginnen, der durch mindestens eine der beiden Bedingungen gekennzeichnet ist, können Sie möglicherweise Ihre Gedanken zu sehr darauf konzentrieren, sich des Essens (oder dessen Fehlens) bewusst zu sein, die Versuchung zu minimieren, Ihr Fasten zu früh zu brechen , oder beides. Ein weiterer wichtiger Vorteil des Protokolls ist, dass es weder verbotene Nahrungsmittel noch die Pflicht gibt, Ihre Kalorien zu beobachten. Die Tatsache, dass Sie nicht streng überwachen müssen, was und wie viel Sie essen, macht es wesentlich weniger schwierig, dieses Protokoll im Vergleich zu vielen anderen intermittierenden Fastenmethoden zu implementieren. Dennoch ist es wichtig zu bedenken, dass dieses Protokoll kein Freifahrtschein ist, jeden Tag zu schlingen, als wäre es das Ende der Welt. Der Schlüssel - wie bei allem anderen auch - ist die Moderation. Essen Sie alles, was Sie wollen, aber denken Sie daran, es nicht zu übertreiben.

Was die Nachteile anbelangt, ist der einzige, der dem Eat-Stop-Eat-Protokoll zugeordnet ist, die Dauer des Fastens, die mindestens 24 Stunden beträgt. Ein- oder zweimal pro Woche 24 Stunden ohne Nahrung, können für die meisten Menschen immer noch eine große Herausforderung sein, besonders in den ersten Wochen der Umsetzung des Protokolls, wo Nebenwirkungen auftreten können. Dazu können Gereiztheit, Kopfschmerzen, Müdigkeit oder Angstzustände gehören, die nach den ersten Wochen allmählich verschwinden. Wenn Sie sich dafür entscheiden, dieses Protokoll zu implementieren, sollten Sie wissen, dass das 24-Stunden-Fasten sehr anspruchsvoll ist, auch wenn Sie Ihre Fastenzeit langsam erhöhen. Daher kann die Versuchung sehr stark sein, jedes Mal, wenn Sie das Fasten brechen, zu essen. Hier müssen stark bleiben und sicherstellen, dass Sie mäßig essen, wenn Sie Ihr Fasten unter diesem Protokoll brechen.

Kapitel 4: Das Protokoll der Kriegerdiät

Wie der Name schon sagt, verlangt dieses Protokoll, dass Sie wie ein "Krieger" essen. Und was bedeutet es, wie ein Krieger zu essen? Der Autor des Protokolls, Ori Hofmekler, glaubt, dass Krieger aus der Antike täglich nur eine große Mahlzeit zu sich nahmen, nämlich das Abendessen. Für den Rest der 24 Stunden fasteten diese Krieger.

Wie es funktioniert

Diese Art der Ernährung ist sehr einfach erklärt - essen Sie eine große Mahlzeit am Tag und das am Abend. Das ist es. Sehr einfach, nicht wahr? Aber warum sollten Sie Ihre große Mahlzeit am Abend planen, was im Gegensatz zu dem steht, was viele konventionelle Ernährungsexperten sagen? Denn nach Hofmekler sind Menschen durch genetische Gestaltung Nachtfresser. Angesichts dieser besonderen genetischen Veranlagung macht es nur Sinn, Ihre eine große Mahlzeit am Abend zu planen, damit Sie Ihren Körper optimal mit allen Nährstoffen versorgen können, die er benötigt. Hofmekler erklärt, dass der Grund dafür darin besteht, dass das parasympathische Nervensystem in der Lage ist, dem Körper zu helfen, sich zu entspannen, Nahrung zu verdauen, sich zu erholen und zu beruhigen, was für eine maximale Reparatur und Wachstum der Zellen förderlich ist. Darüber hinaus behauptet Hofmekler, dass das Essen nur einer großen Mahlzeit am Abend auch helfen kann, wichtige Hormone zu produzieren und folglich mehr Körperfett während des Tages zu verbrennen. Und wenn Sie dies tun, müssen Sie auch die Reihenfolge berücksichtigen, in der Sie bestimmte Arten von Lebensmitteln während Ihres 4-stündigen Essensfensters essen. Er empfiehlt, dass Sie zuerst Ihr Gemüse, Proteine als nächstes und Fette als letztes essen. Und wenn Sie trotz Ihrer einzigen großen Mahlzeit immer noch hungrig sind, können Sie mehr Kohlenhydrate essen. Aus der Perspektive des Krieger-Diät-Protokolls geht es beim Fasten darum, unter dem Durchschnitt zu hungern. Dies kann Ihnen dabei helfen, Ihre Energie zu steigern, die Fettverbrennung zu optimieren und die mentale Wachheit während des Fastens zu erhöhen, indem Sie die Flucht- oder Kampfreaktion Ihres sympathischen Nervensystems erhöhen oder verstärken.

Vor- und Nachteile

Der Hauptvorteil des Krieger-Diät-Protokolls ist, dass es technisch gesehen nicht aufwendig ist, da es Ihnen erlaubt, während Ihrer täglichen 20-stündigen Fastenzeit kleine Portionen von rohem Gemüse, Früchte, Proteine und Säfte zu essen. Dies kann es für Sie viel einfacher machen, es konsequent zu implementieren und langfristig dabei zu bleiben. Andere berichteten von signifikante Verbesserungen des Energieniveaus und der Fähigkeit, Körperfett zu verbrennen. Da Sie auf Gemüse, mageres Eiweiß und gutes Nahrungsfett beschränkt sind und Sie nur abends essen können, kann es schwierig sein, an den meisten gesellschaftlichen Veranstaltungen teilzunehmen, während Sie die strikte Durchführung des Protokolls einhalten. Ein weiterer potenzieller Nachteil, besonders am Anfang, ist die Schwierigkeit, in einer Mahlzeit fast alle Ihre täglichen kalorischen Bedürfnisse am Abend zu essen. Dies kann ausgeprägter sein, wenn man bedenkt, dass die meisten Menschen daran gewöhnt sind, den größten Teil ihres täglichen Nahrungsbedarfs während des Tages zu essen. Aber mit der Zeit kann dies weniger herausfordernd sein, wenn Sie sich allmählich an das abendliche Essen gewöhnen.

Kapitel 5: Das Alternate-Day –Protokoll

Dieses Protokoll wurde von Dr. James Johnson erstellt. Im Vergleich zu den anderen intermittierenden Fastenprotokollen kann die Alternate-Day-Diät als eines der einfacheren zu implementierenden Protokolle angesehen werden. Bei diesem Protokoll fasten Sie an jeden zweiten Tag. Z. B essen Sie an Ihren Fastentagen sehr wenig und die Tage dazwischen normal.

Wie es funktioniert

Doch was bedeutet sehr wenig essen? Denn wir müssen ehrlich sein, der Begriff bedeutet für verschiedene Menschen unterschiedliche Dinge. Für einen Shaquille O'Neal, der 7 Fuß 1 Zoll groß ist und 324 Pfund wiegt, kann der Begriff "sehr wenig" bereits als Buffet für Jesaja Thomas betrachtet werden, der nur 5 Fuß 9 Zoll steht und nur etwas über 185 Pfund wiegt. Für die Zwecke dieses Protokolls bedeutet "sehr wenig", nur 20% Ihres täglichen Kalorienbedarfs oder -verbrauchs zu erhalten. Also, wenn Sie in der Regel 2.500 Kalorien pro Tag konsumieren, verbrauchen Sie nur 500 Kalorien an Ihren Fastentagen. Der Einfachheit halber schlägt Dr. Johnson vor, an den Tagen, an denen Sie fasten, Mahlzeitenersatz-Shakes zu trinken. Solche Shakes können über den ganzen Tag leicht konsumiert werden und sie können eine Menge Nährstoffe erhalten. Aber Dr. Johnson empfiehlt es, nicht zu Gewohnheit zu machen. Er sagt, dass man nach den ersten zwei Wochen, nachdem man das Protokoll begonnen hat, in den Fastenzeiten wieder echte Vollwertkost essen sollte. Und denken Sie daran, wie wir über das regelmäßige Gewichtheben als Teil der Krieger Diät Protokoll erwähnt haben. Gewichtheben ist auch ein wichtiger Teil des Alternate Day-Protokolls. Aus diesem Grund ist die beste Zeit, um Ihr Training zu planen, an den Tagen, an denen Sie nicht fasten. Dies wird Ihnen helfen, Ihre Workouts maximal zu trainieren und das Beste daraus zu machen.

Vor- und Nachteile

Das Alternate-Day-Protokoll ist eines, das hauptsächlich darauf ausgerichtet ist, Ihnen zu helfen, die gesunde Art des Gewichts zu verlieren, das Körperfett. Wenn Sie in Bezug auf Gewicht mehr Körperfett als Wasser oder Muskelmasse verlieren, werden Sie nicht nur fit aussehen, sondern sich auch fit fühlen. Sie werden auch viel gesünder sein. Basierend auf Dr. Johnsons Website können Sie bis zu einem Kilo pro Woche verlieren, was von den meisten Gesundheits- und Fitness-Experten als sicheres Gewichtsverlust-Tempo angesehen wird.

Ein weiterer Vorteil dieses Protokolls ist seine relative Einfachheit. Keine Kalorien zählen oder aufpassen müssen, was Sie essen. Es ist eine Belastung weniger für Ihren Geist. Aber seine relative Einfachheit kann auch ein Nachteil darin sein, dass Sie Ihre Kalorien jeden zweiten Tag auf nur 20 % Ihres üblichen Kalorienbedarfs reduzieren, was zu viel sein kann, wenn Sie nicht daran gewöhnt sind, zu fasten.Während es einfach sein kann, praktisch jeden Tag den ganzen Tag nichts zu essen, ist es für manche nicht die einfachste Sache auf der Welt. Außerdem ist das Risiko höher, eine Essattacke an den normalen Tagen zu bekommen.

Kapitel 6: Das Fat-Loss-Forever-Protokoll

Dieses intermittierende Fastenprotokoll wurde von Dan Go und John Romaniello entwickelt. In diesem Protokoll wird das Beste es aus den Protokollen Lean Gains, Eat-Stop-Eat und Warrior Diät zu einem vereint. Betrachten Sie es als eine Packung 3-in-1-Kaffee, nur, dass es intermittierendes Fasten ist. Zwei seiner Hauptmerkmale sind eine push-und-pull-Beziehung oder auch Himmel und Hölle. Einen Tag lang in der Woche können Sie Cheat-Mahlzeiten (Himmel) zu sich nehmen, gefolgt von einem 36-Stunden-Fasten (Hölle). Die 5 anderen Tage werden dann nach Ihren Wünschen auf die 3 verschiedenen Protokolle aufgeteilt.

Die Ersteller des Protokolls schlägt vor, dass Sie Ihre längste Fastenzeit an den Tagen planen, an denen Sie am meisten aktiv sind. Warum? So ist Ihr Geist zu beschäftigt, um über den Hunger nachzudenken oder ihn zu bemerken, der sich in Ihren Magen zusammenbraut. Sie können den Plan des Protokolls auf der Website von Dan und John kaufen und kostenlose Trainingsprogramme (Übungen mit Körpergewicht und freiem Gewicht) erhalten, die Ihnen dabei helfen können, das Beste aus Ihren Bemühungen um gesunden Gewichtsverlust (Fettabbau) herauszuholen.

Vor- und Nachteile

Sein wichtigstes Pro ist, dass der 7-tägige Zyklus für das Fasten Ihren Körper an das Fasten gewöhnen lässt und so eine Struktur bekommt. Als Ergebnis können Sie die Fettverbrennung und Muskelaufbauergebnisse des Protokolls und Ihres Trainingsprogramms maximieren. Mit dem Fat-Loss-Forever-Protokoll können Sie schnell strukturiert, kontrolliert und effektiv fasten. Sein Nachteil? Nun, es ist ähnlich wie bei anderen Protokollen, dass nach dem längsten Fasten der Woche, also 36 Stunden, die Versuchung, im Vergleich zu den anderen Protokollen eine Essattacke zu bekommen, sehr hoch ist, da man länger fastet. Ein weiterer potenzieller Nachteil des Protokolls - zumindest auf den ersten Blick - ist, dass es sehr verwirrend oder schwierig sein kann, es streng zu befolgen. Warum? Es ist wegen seiner strengen aber sehr unterschiedlichen Zeitpläne während des 7-Tage-Zyklus. Denken Sie daran, dass Sie fünf Tage lang die drei oben erwähnten Protokolle durchführen werden, die Sie daran hindern, einen Rhythmus oder ein Muster festzulegen. Aber wenn Sie mit dem Protokoll so fortfahren, werden Sie sich irgendwann daran gewöhnen.

Kapitel 7: Das 5:2-Diätprotokoll

Das 5: 2-Protokoll, das auch als Fast Diät bezeichnet wird, ist heutzutage eines der beliebtesten, wenn nicht sogar das beliebteste der intermittierenden Fastenprotokolle.

Wie es funktioniert

Bei diesem Protokoll vom britischen Journalisten und Doktor Michael Mosley wird 2 Tage in der Woche gefastet und an den anderen 5 Tagen nicht. Jetzt fragen Sie sich vielleicht, funktioniert die Eat-Stop-Eat-Methode nicht genau so?

Oberflächlich betrachtet scheint es so. Aber eigentlich ist dem nicht so. Zum einen können Sie nur einen Tag während der Woche mit dem Eat-Stop-Eat-Protokoll fasten, während Sie unter dem 5: 2-Protokoll zwei Tage lang fasten. Ein weiterer wichtiger Unterschied ist, dass Sie während der 2 Fastentage unter dem 5: 2-Protokoll essen können, während Sie bei der Eat-Stop-Eat-Methode nur kalorienfreie Getränke während des Fastens genießen dürfen. Wenn man von Kalorien spricht, darf man als Frau insgesamt 500 Kalorien konsumieren und 600 Kalorien, wenn man ein Mann ist. Es gibt keine "Regeln", Sie dürfen essen, was Sie wollen und wann Sie wollen.

Zum Beispiel:

- Drei (3) Mini-Mahlzeiten, eins jeweils beim Frühstück, Mittag- und Abendessen
- Zwei (2) kleinere Mahlzeiten, normalerweise zum Mittag- und Abendessen. Denken Sie daran, dass die einzige Regel hier ist, die Kalorienaufnahme an den Fastentagen auf maximal 600 und 500 Kalorien zu begrenzen, wenn Sie ein Mann oder eine Frau sind. Daher sollten Sie Ihre Kalorien sinnvoll über den Tag hinweg verteilen.

Während es unter diesem Protokoll keine "richtigen" oder "falschen" Nahrungsmittel gibt, gibt es weise und unkluge Entscheidungen.

Nahrungsmittel, die reich an Ballaststoffen und Protein sind, sind in der Regel weise Entscheidungen, da diese Ihnen helfen, sich länger satt zu fühlen und Hungerattacken deutlich reduzieren können. Im Gegenzug können diese Ihnen helfen, Ihre Kalorien innerhalb des Tageslimits zu halten. Eine andere weise Nahrungsmittelwahl sind Suppen, die von den vollständigen Nahrungsmittelbestandteilen gemacht werden. Damit sind nicht Instant-Suppen gemeint. Sie sind weder gut für Ihre Gesundheit noch für Ihre Taille. Die einzige andere Regel, die Sie im Rahmen dieses Protokolls befolgen müssen, ist, sicherzustellen, dass mindestens 1 normaler Ess-Tag zwischen Ihren 2 Tagen Fastens liegt. Viele Menschen, die dieses Protokoll befolgen, planen ihre Fastenzeit jeden Montag und Donnerstag, essen 3 kleine Mahlzeiten an jedem dieser Tage und essen dann normal für die verbleibenden Tage. Apropos normales Essen, bitte verwechseln Sie es nicht mit „essen Sie so viel, wie Sie können". Essen Sie die gleiche Menge, wie Sie es normalerweise tun würden, wenn Sie nicht fasten.

Vor- und Nachteile

Einer der Vorteile dieses Protokolls ist, dass es sich nicht wirklich wie eine Diät anfühlt, weil es eher ein Essmuster als eine "Diät" ist. Sie bekommen an den Fastentagen nicht nur kleine Portionen zu essen, sondern es sind auch nur 2 Tage pro Woche, Sie haben auch keine Einschränkungen hinsichtlich der Art der Nahrung. Daher ist es für viele Menschen einfacher, dieses Protokoll durchzuführen, als die meisten anderen intermittierenden Fasten-Protokolle oder Gewichtsverlust Diäten. Der einzige Nachteil dieses Protokolls aus meiner Sicht ist, dass Sie nicht so viel Gewicht verlieren werden wie bei den anderen Protokollen, da es in Bezug auf Kalorienverbrauch milder ist. Ihre Fastentage sind eher Tage mit "schwerer Kalorieneinschränkung" als Tage ohne Essen. Aber wenn Sie der Meinung sind, dass Sie nicht ambitioniert genug sind, um bei den anderen härteren Protokollen mehr Gewicht zu verlieren, ist es in Ordnung. Jedem das Seine und wenn dieses Protokoll am besten zu Ihnen passt, dann gehen Sie unbedingt darauf ein.

Kapitel 8: Das Spontan-Fasten-Protokoll

Das letzte Protokoll, das wir betrachten werden, ist das, was ich als intermittierendes Fasten Lite betrachten würde, weil es das einfachste aller Protokolle ist.

Wie es funktioniert

Wie der Name schon sagt, gibt es keine Regeln, wann Sie fasten werden. Fasten unter diesem Protokoll ist so ähnlich wie Filme auf Netflix anzuschauen. Hier müssen Sie sich nicht an eine bestimmte Struktur einhalten, um zeitweise fasten zu können. Überspringen Sie einfach hin und wieder die Mahlzeiten, besonders wenn Sie noch nicht hungrig sind oder so viel zu tun haben, dass Sie es sich nicht leisten können, zu essen. Stellen Sie nur sicher, dass Sie nahrhafte und gesunde Mahlzeiten essen, wenn Sie sich entscheiden, zu essen. Kurz gesagt, ist das spontane Fasten-Protokoll eine organischere Methode des Fastens mit Unterbrechungen, indem es eine oder zwei Mahlzeiten täglich überspringt, wenn es Ihnen gerade passt.

Vor- und Nachteile

Offensichtlich ist hier der größte Vorteil der Mangel an Struktur. Sie können Ihre Mahlzeiten zu den günstigsten Zeiten des Tages überspringen und es gibt keine verbotenen Lebensmittel. Daher gibt es wirklich keinen Grund dafür, dass Sie nicht mit Unterbrechungen fasten könnten, außer einem: Sie wollen es nicht wirklich machen. Doch sein größter Vorteil kann auch sein größter Nachteil sein. Einige Menschen brauchen Struktur, um Dinge zu erledigen und wenn Sie solch eine Person sind, kann die fehlende Struktur dieser Diät es schwierig für Sie machen, es erfolgreich umzusetzen. Ein weiterer Nachteil dieses intermittierenden Fastenprotokolls ist, dass es am einfachsten ist, wenn es am leichtesten ist, kann es auch nur die geringsten positiven Ergebnisse erzielen, insbesondere wenn es um gesunde Gewichtsabnahme geht. Eine gesunde Gewichtsabnahme funktioniert immer über eine Kalorienreduktion und in einem konsistenten Zustand von einem Kaloriendefizit, d. h. weniger Kalorien aufnehmen als verbraucht oder auch verbrannt werden. Ein Protokoll, das nicht auf konsistentem Aufwand zur signifikanten Reduzierung von Kalorien basiert, ist eines, der Sie vor optimalem Gewichts- oder Fettverlust bewahrt. Entweder verlieren Sie wesentlich mehr Gewicht als bei anderen Protokollen oder Sie verlieren im Vergleich zu den anderen Protokollen signifikant weniger Gewicht für einen bestimmten Zeitraum. Dies ist der Kompromiss zwischen Zweckmäßigkeit und Ergebnissen.

Kapitel 9: Muskeln - Das Geheimnis, um Lean zu werden und zu bleiben

Wenn es um gesunden Gewichtsverlust (Körperfett) geht, ist die Ernährung oder die Diät nur ein Teil der Gleichung. Ein weiterer wichtiger Aspekt - vielleicht ein noch wichtiger - ist der Stoffwechsel oder die Rate, mit der Ihr Körper Kalorien oder Körperfett verbrennen kann. Je höher Ihr Stoffwechsel ist, desto mehr Kalorien oder Körperfett kann Ihr Körper verbrennen. So ist ein schneller Stoffwechsel gekoppelt mit Kalorienreduktion ein potenter Doppelschlag gegen Körperfett. Und wenn es um den Stoffwechsel geht, ist einer der wichtigsten Faktoren, die es beeinflussen, die Menge an Muskelmasse, die Ihr Körper hat. Warum ist das so? Von all Ihren Körperzellen sind Muskeln die metabolisch aktivsten, sie benötigen für die normale Funktion die meisten Kalorien. Daraus folgt, dass, je mehr Muskelmasse Sie haben, desto schneller Ihr Stoffwechsel sein kann und folglich verlangsamt sich der Stoffwechsel, wenn Ihre Muskelmasse reduziert ist. Wenn es darum geht, die Muskelmasse während des Fastens zu erhalten oder sogar zu erhöhen, gibt es viele "leidenschaftliche" Diskussionen. Viele, die den konventionellen Standpunkt vertreten, sagen, dass eine starke kalorische Restriktion - wie es beim Fasten der Fall ist - zum Muskelabbau und damit zum Muskelabbau führt. Aber wie wahr sind Aussagen wie diese? Um diese Frage zu beantworten, müssen wir zwei Dinge berücksichtigen. Erstens die Art der Kalorien, die Sie verbrauchen. Das zweite ist der Zeitpunkt des Verbrauchs. Die folgenden praktischen Tipps helfen Ihnen, diese zwei Faktoren so zu behandeln, dass Sie die Muskelmasse auch während des Fastens halten oder sogar erhöhen können.

Frühstück

Ob als Mittel, um Ihr Fasten zu brechen oder als einen Weg, um es zu beginnen, zielen Sie darauf ab, etwas am Morgen nach Ihren gewählten Fastenzeitplan zu essen. Wenn Sie sich entscheiden, nachts zu fasten, dann brechen Sie Ihr Fasten am Tag mit einem - entschuldigen Sie das Wortspiel - kleinen Frühstück, um Ihren Tag auf einer energischen Note zu starten. Wenn Sie sich entscheiden, während des Tages zu fasten, tun Sie dasselbe, d. h., essen Sie ein kleines Frühstück kurz bevor Ihre Fastenzeit beginnt, um auch hier den Tag etwas energetisiert zu beginnen. Aber in Anbetracht dessen, dass Sie einen optimalen Stoffwechsel durch Muskelmasse erhalten möchten, muss der Aufbau oder die Aufrechterhaltung der Muskelmasse Ihr Hauptaugenmerk oder Ihre Priorität sein. Und ob Sie sich dafür entscheiden, tagsüber oder während der ganzen Nacht zu fasten, ein guter Weg, um Ihre Muskeln gut genährt und vorbereitet für Wachstum oder Pflege zu halten, besteht darin, etwas zu essen, sobald Sie aufwachen.

Also, was ist das beste Essen am Morgen für optimale Muskelerhaltung oder Wachstum? So viel wie möglich zu essen, nehmen Sie dafür Proteine, die langsam zu verdauen sind wie Käse, rotes Fleisch und Eier. Warum? Nicht nur, dass Sie sich länger gesättigt fühlen, versorgen Sie Ihre Muskeln mit den wichtigsten Bausteinen für Wachstum oder Erhaltung - Protein. Und abgesehen von Protein profitieren Sie auch davon, Kohlenhydrate zu sich zu nehmen, da dies Ihre mentale und körperliche Leistungsfähigkeit während des Tages unterstützen kann. Wenn es um das Timing Ihrer Fastenzeit geht, gibt es nur einen signifikanten Unterschied, nämlich die Möglichkeit, Ihren Kalorienverbrauch zu verteilen. Wenn Sie am Abend fasten, können Sie Ihren Kalorienverbrauch über den gesamten Bereich Ihres Essensfensters verteilen, weil Sie wach sind. Wenn Sie sich dafür entscheiden, tagsüber zu fasten, können Sie Ihre Gesamtkalorien für den 24-Stunden-Zeitraum nur in einer großen Mahlzeit am Abend essen. Es sei denn, Sie möchten mitten in der Nacht aufwachen, um Ihren täglichen Kalorienverbrauch über mehrere Mahlzeiten zu verteilen.

Planen Sie Ihre Workouts später am Tag

Bevor Sie die Gewichte stemmen oder Körpergewichtsübungen wie Plyometrics oder Calisthenics durchführen, ist es von größter Bedeutung, dass Sie in der Lage sind, eine signifikante Menge an Kalorien zu sich zu nehmen, um Ihre Übungen gut auszuführen und vor Erschöpfung nicht ohnmächtig zu werden. Und wenn Sie dann später am Tag in die Sporthalle gehen oder Calisthenics oder Plyometrics machen, können Sie dies tun, unabhängig davon, ob Sie sich für den Tag oder die Nacht entscheiden. Wenn Sie tagsüber Fasten, das spät am Nachmittag oder am frühen Abend beendet, sagen wir um 18 Uhr, wird es Ihnen gut tun, Ihre Trainingseinheiten später am Abend zu planen, nachdem Sie die Chance bekommen haben, etwas zu essen. Abgesehen von genug Energie, Training später am Abend erhöht Ihre Chancen auf die Maschinen, auf die Sie Lust haben, weil die meisten Menschen mit ihren Workouts durch sind, und Sie weniger Konkurrenz für die Fitnessgeräte haben. Wenn Sie nachts fasten, ist es am besten, spät am Nachmittag oder am frühen Abend zu trainieren. Wenn Sie also um 5 oder 6 Uhr nachmittags fasten, ist Ihre beste Trainingszeit um 16 bzw. 17 Uhr. Dies gibt Ihnen die Möglichkeit, Ihre letzten Kalorien vor und unmittelbar nach Ihrem Training kurz vor Beginn Ihrer Fastenzeit einzunehmen. Sie können sich denken, warum Sie nicht mitten am Tag trainieren sollten? Es ist keine gute Idee, besonders wenn Sie tagsüber fasten, weil Sie nicht die Möglichkeit haben, genug Kalorien für ein sinnvolles Training zu bekommen. Wenn Sie morgens trainieren, wird es zu mühsam sein, besonders wenn Sie einen Tagesjob haben.

Nach dem Training essen

Schließlich sollten Sie Ihr Bestes tun, um den Verzehr des Großteils Ihrer täglichen Kalorien unmittelbar nach Ihrem Training zu planen. Warum? Es ist aufgrund dessen, was als das 2-Stunden-goldene Post-Workout-Fenster bezeichnet wird oder auch Anaboles Zeitfenster, in dem die Fähigkeit Ihres Körpers, sich zu erholen und Muskeln aufzubauen, durch unmittelbare Nährstoffe nach dem Training maximiert werden kann. Und noch wichtiger ist, dass die Chancen des Körpers, all diese zusätzlichen Kalorien aus den Mahlzeiten nach dem Training zu speichern, in diesem goldenen Fenster am niedrigsten sind, weil Ihr Körper, insbesondere Ihre Muskeln, all das Protein zum Wiederaufbau und all die Kohlenhydrate, die es bekommen kann, benötigt um seine Glykogenspeicher schnell wieder aufzufüllen, also ist der Primärbrennstoff. Und zu viel zu essen, bevor Sie trainieren, erhöht Ihre Chancen, sich während des Trainings lethargisch und träge zu fühlen.

Kapitel 10: Praktische Tipps für den intermittierenden Fasten-Erfolg

Machen Sie keinen Fehler, intermittierendes Fasten ist eine der effektivsten Methoden, um in die beste Form Ihres Lebens zu kommen und Ihre Gesundheit zu verbessern. Es ist jedoch nicht etwas, das für jeden funktioniert. Kein One-Size-Works-For-All-Ding. Für manche Menschen kann intermittierendes Fasten sogar gesundheitsschädlich sein, wenn sie vorbestehende chronische Krankheiten, medizinische Probleme oder spezielle Ernährungs-bedürfnisse haben. Wenn Sie einer von ihnen sind, sollten Sie zuerst Ihren Arzt konsultieren, um zu sehen, ob intermittierendes Fasten nicht schädlich für Sie sein wird, wenn Sie an Ihrem Gesundheitszustand oder besonderen Ernährungs-bedürfnissen leiden.

Unter der Annahme, dass Sie im Allgemeinen gesund sind und keine besonderen Ernährungsbedürfnisse haben, müssen Sie sehr empfindlich auf die Signale reagieren, die Ihr Körper geben kann, wenn Sie sich dafür entscheiden, mit Unterbrechungen zu fasten. Sie müssen in der Lage sein, zu spüren, ob es Ihrem Körper gut dabei geht, um Hilfe zu rufen und angemessene medizinische Hilfe zu bekommen, oder wenn er sich gerade darüber beschwert, wie unangenehm intermittierendes Fasten in den ersten Wochen ist. Die meisten Leute betrachten intermittierendes Fasten nicht als "normal" und deswegen wird es wirklich einige Zeit brauchen, um sich an den Lebensstil anzupassen.

Und für Frauen können die schwankenden Hormonspiegel es schwieriger machen, mit einem intermittierenden Fasten-protokoll zu beginnen und zu bleiben als für Männer. Wenn es um intermittierendes Fasten geht, sollten Sie vorsichtiger sein, indem Sie am Anfang vorsichtig sind und allmählich von kurzen Fastenzeiten zu viel längeren Zeiten übergehen. Wenn Sie sich trotz Ihrer besten Bemühungen und einige Wochen in dem Lebensstil immer noch sehr unangenehm fühlen, ist es keine Schande zu akzeptieren, dass intermittierendes Fasten nichts für

Sie ist und dass andere Ernährungsansätze Ihr Ding sein können. Um Ihre Chancen auf einen erfolgreichen Wechsel auf den intermittierenden Fasten-Lebensstil zu maximieren, sollten Sie die folgenden praktischen Tipps für den Beginn des Lebensstils beachten.

Wasser

Während Sie sich in einer Phase des Fastens befinden, ist eines der wichtigsten - wenn nicht das Wichtigste - das Wasser, das Sie benötigen. Leider sind viele Menschen, die in dem intermittierenden Fasten-Lebensstil sind, häufig dehydriert. Und es ist schlecht für Sie, wenn Sie während eines intermittierenden Fastenprotokolls häufig dehydriert sind. Warum? Ihr Körper besteht hauptsächlich aus Wasser. Ja, bis zu 70 % Ihres Körpers bestehen aus dem Zeug und als solches können substantielle Tropfen in Ihren Körperflüssigkeiten subtile aber wesentliche Auswirkungen auf Ihre Zellen und Nerven haben, die eine optimale mentale und physische Leistungsfähigkeit behindern können. Chronische Dehydration kann auch unter anderem für anfällig für Schwindel, Verstopfung, trockene Haut und Müdigkeit sein.

Und wenn Sie fasten, sollten Sie reines Wasser für die Hydration trinken, weil alles andere hohe Mengen an Zucker und versteckten Kalorien enthalten kann, auch wenn die Etiketten "zuckerfrei" oder "null Kalorien" sagen. Ein weiterer Grund, warum Sie genug Wasser für gesunde Gewichtsabnahme trinken müssen, während Sie fasten, unabhängig von Ihrem gewählten Protokoll, ist, dass es Ihnen hilft, sich länger voll zu fühlen. Deshalb ist es auch während der Nacht wichtig, dass Sie immer noch ein oder zwei Gläser Wasser trinken, besonders wenn Sie fasten. Es hilft Ihnen, Hungerschmerzen zu minimieren. Wie viel Wasser ist genug Wasser? Es ist am besten, mehr als 8 Gläser täglich trinken, da Sie mit Unterbrechungen fasten und, noch wichtiger, wenn Sie regelmäßig trainieren. Und stellen Sie sicher, dass Sie Ihr Wasser über mehrere Getränke verteilt den ganzen Tag und Nacht über zu sich nehmen, statt nur ein oder zwei Getränke. Glauben Sie mir, Ihren täglichen Wasserbedarf in nur einer oder zwei Portionen zu trinken kann sehr unangenehm sein, wenn Sie das regelmäßig zu tun. Während das Trinken von sehr kaltem Wasser sehr erfrischend ist, besonders an heißen Tagen oder Nächten, ist es besser, wenn Sie Zimmertemperatur oder leicht kaltes Wasser trinken. Warum? Weil sehr kaltes Wasser Kontraktion in Ihren Blutgefäßen anregen und Verdauungsstörungen verursachen kann. Die Lebensmittel, die Sie in Ihrem Essensfenster essen, können sich ebenfalls auf Ihren Flüssigkeitshaushalt auswirken.

Eines der Lebensmittel, die Sie minimieren oder ganz vermeiden sollten, sind scharfe, weil sie dazu neigen, Sie durstiger zu machen. Salz ist eine Zutat, die Sie deutlich durstiger als sonst machen kann, also halten Sie Ihren Verzehr von sehr salzigen Lebensmitteln auf ein Minimum. Und wenn Sie sehr salzige Nahrung essen, achten Sie darauf, Ihre Wasseraufnahme zu erhöhen, um den relativ starken Geschmack zu verringern. Sie können Ihre Chancen auf ausreichende Hydratation durch den Verzehr von Obst und Gemüse, die faserig und mit Wasser geladen sind, erhöhen. Nebenbei hilft es auch Ihnen, sich länger satt fühlen.

Und wenn Sie ein oder zwei Gläser Fruchtsäfte genießen möchten, gehen Sie nicht auf kommerziell verfügbare, egal wie viele Hersteller behaupten, sie seien "ganz natürlich". Die Wahrheit ist, im Handel erhältliche Fruchtsäfte sind mit Zucker beladen, sodass die beste Art ist, frisch gepressten Fruchtsaft zu trinken. Auf diese Weise können Sie 100 % sicher sein, dass das, was Sie trinken, keinen übermäßigen Zucker oder andere schädliche Inhaltsstoffe enthält.

Planen Sie Ihre Fastenzeit

Das Timing Ihrer Fastenzeiten kann ein wichtiger Faktor sein, wenn es darum geht, intermittierendes Fasten lang genug zu machen, um seine Vorteile zu erfahren. Dies kann noch entscheidender sein, wenn Sie den Fettverlust durch regelmäßige Trainingseinheiten im Fitnessstudio maximieren möchten. Die meisten Menschen, die Fasten, haben Tagesjobs und andere große Aufgaben, um die sie sich kümmern müssen. Deshalb ist für Sie die Wahl des optimalen Zeitpunkts für ihre Fastenphasen von zentraler Bedeutung. Deshalb neigen die meisten Menschen dazu, ihre Fastenzeiten über den ganzen Abend und bis zum Morgen zu planen. Dadurch sind sie in der Lage, zu essen, wenn sie es am meisten brauchen, nämlich tagsüber, wenn der Energieverbrauch am niedrigsten ist. Wenn Sie also ernsthaft in Betracht ziehen, in den intermittierenden Fasten-Lebensstil einzutauchen, sollten Sie erwägen, Ihr Fasten am Abend zu bestimmen, wo das Risiko, Ihr Fasten vorzeitig zu brechen, am niedrigsten ist.

Krafttraining

Sie sollten unbedingt Gewichte heben, wenn Sie wirklich Körperfett verbrennen möchten, es wird Sie gesund und fit aussehen lassen. Deshalb empfehle ich Gewichtheben oder Widerstandsübungen, einschließlich Calisthenics und Plyometrics als die primäre Form der regelmäßigen Übung. Und wieder ist der Grund dafür, dass Widerstandsübungen oder Gewichtheben am besten für sowohl Fettverbrennung und Muskelaufbau sind. Ich habe Freunde gesehen, die nur ohne Sport abgenommen haben und wenn sie an Gewicht verloren haben, sahen sie aus, als würden sie ernsthaft krank sein. Während sie abnahmen, sahen sie nicht fit aus. Sie sahen schwach und gebrechlich aus, weil der größte Teil ihres Gewichtsverlusts Wasser und Schlimmeres war, Muskelmasse. Vergleichen wir es mit meinen Freunden und mir, die etwas an Gewicht verloren haben, aber überhaupt nicht fit aussahen.

Wie ist das möglich, obwohl ich nicht so viel "Gewicht" wie meine reinen Diät-Freunde verloren habe? Das lag daran, dass ich, während ich viel Körperfett verloren habe, auch gleichzeitig Muskelmasse aufgebaut habe. Deshalb sehe ich auch fitter und stärker aus, obwohl ich weniger Gewicht verloren haben. Und wenn es um Widerstands- oder Kraftübungen geht, denken Sie bitte nicht, dass Sie Kraftheber oder Bodybuilder sein müssen oder Ihr anstrengendes Training durchführen müssen. Diese Jungs und Mädels sind extrem und die Chancen stehen gut, dass Ihr Körper nicht damit umgehen kann. Alles, was Sie tun müssen, ist, grundlegende Compound-Lifts wie Kreuzheben, Bankdrücken und Kniebeugen mit genügend Gewicht durchzuführen. Machen Sie 3 Sätze von je 8 Wiederholungen für jede Gewichtheben-Übung für optimales Muskeltraining. Meine Empfehlung an dieser Stelle ist, nach HFT (Hoch Frequenz Training) zu trainieren. Wenn Sie keinen Zugang zu einem Fitnessstudio oder einer Reihe von Gewichten haben, können Sie stattdessen Körpergewichtsübungen wie Plyometrics und Calisthenics durchführen. Ihr Körper ist ein gutes Gewicht, mit dem Sie arbeiten können. Beginnen Sie mit der Anzahl der Wiederholungen, die Sie für jede Übung ausführen können, und bauen Sie nach und nach bis zu 12 Wiederholungen pro Satz auf, wobei mindestens 2 Sätze pro Übung erforderlich sind.

Kapitel 11: Top-Fehler, die zu vermeiden sind

Dinge richtig zu machen, ist nur die halbe Miete. Die andere Hälfte ist, die Fehler zu vermeiden, die Ihren Erfolg zunichtemachen können, insbesondere die entscheidenden. Und wenn es um intermittierendes Fasten für Gewichtsverlust, Gesundheit und Energie geht, ist es dasselbe. Deshalb werden wir in diesem letzten Kapitel die Top-Fehler diskutieren, die Sie davon abhalten können, bei zeitweiligem Fasten Erfolg zu haben und wie Sie diese vermeiden können.

Die falschen Lebensmittel essen

Viele Leute, die behaupten, die Richtlinien und Protokolle des intermittierenden Fastens treu erfüllt zu haben, haben aber nicht die entsprechenden Ergebnisse. Warum ist das so, wenn man bedenkt, dass sie Berichten zufolge an ihren Fasten- und Essensfenstern eingehalten haben? Wenn Sie sie fragen, was sie normalerweise während ihrer Essenszeit essen, würden Sie schockiert sein, ihre Antworten zu hören: Sie essen hauptsächlich verarbeitete und ungesunde Nahrungsmittel. Es gibt ein Sprichwort: Müll rein, Müll raus. Wenn es darum geht, in große Form und Gesundheit zu kommen, ist nichts anderes so wahr. Was Sie essen, wird letztendlich bestimmen, wie Sie aussehen und sich fühlen. Kein intermittierendes Fastenprotokoll wird jemals für Sie funktionieren, wenn Sie nur Mist essen. Ja, es gibt ein paar sehr talentierte Leute, die von diesem Fluch des Müll-Essen-Müll-Körpers ausgenommen scheinen. Und das sind die wenigen Ausnahmen von der Regel.

Nehmen Sie also bitte nicht für eine Sekunde an, dass Sie einer von ihnen sind. Es sei denn, es gibt zwingende Beweise dafür, dass Sie es sind. Sie sollten sehr sorgfältig bei der Auswahl der Lebensmittel sein, die Sie regelmäßig essen, und Sie sollten Ihre Ernährung nicht dem Zufall überlassen. Wie sieht es also aus, gesund zu essen? Zum einen bedeutet gesundes Essen, dass hauptsächlich ganze oder "natürliche" Nahrungsmittel gegessen werden. Nahrungsmittel, die so nah wie möglich an ihrem ursprünglichen Zuständen sind. Je weiter ein Nahrungsmittel verarbeitet wird, je weiter es von seiner ursprünglichen Form entfernt ist, desto mehr ungesunde Bestandteile wurden hinzugefügt, von denen viele nicht nur Fett halten, sondern Sie auch auf lange Sicht krankmachen.

Wie sehen ganze Nahrungsmittel aus? Gegrilltes Hähnchen, Steak und Schweinekoteletts sind natürliche oder Vollwertkost, da sie sich nicht von ihrer ursprünglichen Form verändert haben. Auf der anderen Seite sind Burger, Hotdogs und Chicken Nuggets einige der besten Beispiele für verarbeitete Lebensmittel, deren Verbrauch Sie für Gesundheits- und Fitnesszwecke minimieren müssen. Andere Beispiele für stark verarbeitete Lebensmittel sind Bagels, Donuts, Kekse ... und die Liste geht weiter! Eine andere Art von Lebensmitteln, die Sie minimieren oder sogar ganz vermeiden müssen, sind mit Zucker gefüllte Speisen und Getränke. Nicht nur dass sie eine hohe Kaloriendichte haben, also eine Menge Kalorien für wenig Volumen, auch setzen Sie sich einem Risiko für langsamen Stoffwechsel und Diabetes aus. Halten Sie sich an reines Wasser, grünen Tee oder ungesüßten Kaffee für Getränke und Obst, Gemüse und braunen Reis für Kohlenhydrate statt.

So viel Freizeit

Es gibt ein Sprichwort, dass untätige Hände die Werkstatt des Teufels sind. In einem praktischen Sinn ist es wahr, denn wenn Sie so viel Zeit auf Ihren Händen haben, werden Sie dazu neigen, sie mit allem zu füllen, was in Reichweite ist. Weil die Menschen nicht dazu da sind, nichts zu tun - wir werden immer etwas suchen, um unsere Zeit zu füllen. Und oft ist der nächstliegende oder bequemste Weg, um freie Zeit zu füllen, durch sitzende Aktivitäten und Essen. Schlimmer noch, Schrott und verarbeitete Lebensmittel sind die bequemsten Arten. Eine der besten Möglichkeiten, Ihre Risiken zu minimieren, um in diese Falle zu geraten, besteht darin, Ihr intermittierendes Fasten an einem Tag zu beginnen, von dem Sie annehmen, dass es sehr aktiv wird. Wenn Sie das tun, wird Ihr Geist zu sehr mit all den Dingen beschäftigt sein, die Sie tun müssen, bis zu dem Punkt, dass es sich nicht mehr der wesentlichen Veränderungen der Ernährung bewusst ist. Wenn Sie Ihre intermittierende Fastenreise an einem faulen Tag zu Hause beginnen, ist das Risiko, das Fasten vorzeitig am ersten Tag zu brechen, hoch, weil die meiste, wenn nicht die ganze Aufmerksamkeit auf nichts anderes als Ihren Hunger gerichtet ist.

Überdosierung von Stimulanzien

Beim Koffein wurde wissenschaftlich nachgewiesen, dass es hilft, die körperliche und geistige Leistungsfähigkeit zu optimieren, indem es unter anderem Ihre Herzfrequenz erhöht und Sie sich wach fühlen. Infolgedessen kann es Ihnen auch helfen, mehr Körperfett zu verbrennen, wenn Sie intermittierend fasten. Aber obwohl es eine großartige Sache sein kann, können alle guten oder großartigen Dinge schädlich sein, sobald sie übermäßig eingenommen werden. Eine Tasse oder zwei ungesüßten schwarzen Kaffee oder grünen Tee kann sehr hilfreich sein während des Tages, aber 3 oder mehr regelmäßig zu trinken, ist nicht sehr hilfreich. Aufgrund seiner säurehaltigen Natur kann das Trinken von übermäßigem Koffein dazu führen, dass Sie sich viel hungriger fühlen, als Sie wirklich sind, und es Ihnen wirklich schwermachen, auf Ihrem Fasten zu bleiben. Zu viel Koffein wird Ihnen auch Ihre Nachtruhe rauben, was noch wichtiger ist, wenn Sie mit Unterbrechungen fasten. Mangel an gutem Schlaf werden Sie fühlen, Sie werden sich schwach, träge und trübe während des Tages fühlen, was alles erheblich Ihr Risiko für Überkompensation erhöht - Sie haben es richtig geraten - Essen! Als gute allgemeine Richtlinie sollte Ihre letzte Tasse spätestens um 3 Uhr nachmittags sein. Das sollte Ihrem Körper genug Zeit geben, um das Koffein aus Ihrem System auszuspülen, damit Sie einen guten Schlaf bekommen.

Ziele setzen, die zu hoch sind

Eine andere Möglichkeit, dass Sie scheitern können, bevor Sie mit dem intermittierenden Fasten beginnen, besteht darin, sich unrealistische Ziele für Ihr Fasten zu setzen. Wenn Sie das tun, werden Sie scheitern. Wenn es darum geht, persönliche Ziele zu erreichen, sollten Sie kleinere, realistischere Ziele setzen, die sich auf Ihre wichtigsten konzentrieren. Aber diese Ziele müssen auch herausfordernd sein. Warum? Wenn sie nicht herausfordernd sind, bedeutet das für Sie nichts, und das bedeutet, dass Sie nicht ermutigt werden, nach den nächsthöheren Zielen zu streben. Wenn Sie kleinere, realistische und herausfordernde Ziele setzen, können Sie kleine, aber große Siege erleben, die Ihr Selbstvertrauen stärken, größere Ziele zu erreichen. Wie sieht das für intermittierendes Fasten aus? Anstatt zu versuchen, 16 Stunden geradeaus zu fasten, sollten Sie als erstes Ziel eine Hauptmahlzeit pro Tag überspringen, Mittag- oder Abendessen. Wenn das zu groß für Sie ist, versuchen Sie zuerst, Snacks zu überspringen, bevor Sie zu den Hauptmahlzeiten gehen. Auf diese Weise schocken Sie Ihren Körper nicht. Und indem Sie allmählich die Dauer Ihrer Fastenzeiten erhöhen, bauen Sie Ihre Kapazität und Ihr Selbstvertrauen auf, um für wesentlich längere Zeiträume zu fasten. Ein anderes Beispiel ist Gewichtsverlust. Wenn Sie insgesamt 25 Kilo verlieren müssen, machen Sie es nicht zu Ihrem Ziel, 25 Kilo sofort zu verlieren. Beginnen Sie mit Ihrem Ziel, 5 Kilo über 2 Monate zuerst zu verlieren. Sobald Sie das geschafft haben, zielen Sie auf die nächsten 5 Kilo, und so weiter, bis Sie schließlich 25 Kilo erreichen.

Angst vor dem leeren Magen

Die größte Angst vieler Diätetiker, besonders derer, die den intermittierenden Fasten-Lebensstil annehmen wollen, ist die Angst, hungrig zu sein, als wäre es das Kind des Teufels. Hunger ist nichts anderes als ein anderer Teil des normalen täglichen Lebens und im Gegensatz zu dem, was viele Ernährungs- und Fitness-Gurus predigen, führt intermittierendes Fasten nicht zu Muskelschwund oder -verlust, wenn es richtig gemacht wird. Sie werden auch nicht nach 24 Stunden Fasten vorzeitig sterben, wenn Sie nicht schon seit 30 Tagen fasten! Wie bereits in Kapitel 1 erwähnt, kann es sinnvoll sein, durch richtige intermittierende Fastenprotokolle gezielt hungrig zu werden, was sich sehr positiv auf die Gesundheit und die allgemeine Fitness auswirken kann. Wenn intermittierendes Fasten ein sicherer Weg ist, um Ihre Muskeln zu schrumpfen und vor Hunger zu sterben, warum spielt regelmäßiges oder intermittierendes Fasten eine große Rolle im

Leben von Millionen von Menschen auf der ganzen Welt, die immer noch am Leben, wach, aufmerksam und begeistert sind? Kontinuierlich hungrig nach exzessiven Zeiträumen ist ungesund oder sogar geradezu gefährlich. Aber das ist nicht das intermittierende Fasten. Das Wort "intermittierend" bedeutet unter anderem sporadisch, unregelmäßig oder sprunghaft. Mit anderen Worten, intermittierend impliziert etwas, das nicht kontinuierlich oder langanhaltend ist. Es ist eine Stop-and-Go-Sache. Wenn Sie mit Unterbrechungen hungern, werden Sie nicht bis zum äußersten Verhungern gehen.

Übervorsichtig sein

Es gibt ein wichtiges Prinzip in der Finanzierung - insbesondere Investitionen - das auch auf intermittierendes Fasten angewendet werden kann. Wenn Sie höhere Erträge oder Gewinne erzielen möchten, müssen Sie höhere Risiken oder mehr Volatilität eingehen. Und nach Herrn Hofmekler (erinnern Sie sich an den Ruhm der Warrior-Diät?) ist Volatilität Ihr bester Freund, wenn es um effektives intermittierendes Fasten geht. Um den ganzen technischen Hokuspokus zu schneiden, behauptet Hofmekler, dass die Nährstoffe, die Sie zu sich nehmen oder einnehmen, noch vorteilhafter oder kraftvoller werden, wenn Ihr Körper sie nicht regelmäßig bekommt. Wenn Sie mit intermittierendem Fasten beginnen, brechen Sie tatsächlich das vorhersagbare Nährstoffverbrauchsmuster ab, an das Ihr Körper praktisch Ihr ganzes Leben lang gewöhnt ist. Und mit dieser Unberechenbarkeit kommen größere Ergebnisse. Wenn man "Hunger" in einem negativen Licht betrachtet, kann man übermäßig vorsichtig sein und es um jeden Preis vermeiden. Aber wie bei vielen Investitionen müssen Sie mutigere und risikoreichere Schritte einleiten, wenn Sie größere Renditen erzielen möchten. In diesem Fall müssen Sie einige Ihrer persönlichen Mauern ablegen, die Sie davon abhalten können, sporadisch zielgerichtet Hunger zu stillen. Wenn Sie das Risiko eingehen, absichtlich hungrig zu werden, brechen Sie das voraussehbare Essensmuster Ihres Körpers und erhöhen dabei signifikant die Ernährungsvorteile, die es aus den Lebensmitteln, die Sie essen, erhält.

Viel Lärm um Timelines

Kein Zweifel - die Dauer Ihres Fastens und wie Sie sie zeitlich festlegen, sind wichtige Aspekte des intermittierenden Fastens. Aber das bedeutet nicht, dass Sie vom Timing besessen sein sollten, denn wenn Sie es tun, kann es Sie nur stressen und Ihre Chancen, Ihre Fitness- und Gesundheitsziele durch intermittierendes Fasten zu erreichen, negieren oder mindern. Sie sollten es ernst nehmen, keinen Zweifel, aber Sie sollten es nicht übertreiben. Sie müssen auch lernen, sich zu entspannen. Wie können Sie also sagen, ob Sie von Zeitachsen besessen sind? Wenn Sie leicht über Fälle gestresst sind, in denen Sie nicht in der Lage sind, zu Ihren "richtigen" Zeiten zu fasten oder zu essen, dann sind Sie es wahrscheinlich. Während Sie Ihr Bestes tun sollten, um zu Ihren festgesetzten Fasten- und Fastenzeiten zu bleiben, entgleisen Minuten nach Minuten Ihre Bemühungen nicht, Körperfett zu verlieren und große Gesundheit zu erreichen.

Betrachten einzelner Komponenten anstelle des Gesamtbildes

Das Wort Synergie impliziert, dass das Ganze größer ist als die Summe seiner Teile. Was bedeutet das für den Laien? Mit Synergie ist 5 plus 5 gleich 15! Ohne Synergie oder mit der einfachen arithmetischen Methode ist 5 plus 5 nur 10, was die Summe seiner Teile ist. Wenn es um intermittierendes Fasten geht, sind die vorteilhaften Ergebnisse auf die synergistischen Wechselwirkungen der verschiedenen Aspekte zurückzuführen. Intermittierendes Fasten funktioniert nicht pro Aspekt oder Komponente - sie arbeiten als Team. Es ist ein ganzheitliches

Unterfangen. Konzentrieren Sie sich auf nur eine oder zwei Komponenten, z. B. Fasten, Fütterung oder Hydratation, Sie werden nicht sehr weit kommen. Sie können nur sehr enttäuscht sein, wenn Sie Ihre Ziele Gewichtsverlust und Gesundheit nicht erreichen und folglich die ganze Sache vergraben. Wenn Sie also intermittierend fasten, denken Sie immer daran, dass es um die Synergie zwischen den wichtigen Komponenten Fastenzeiten, Essenszeiten, Essenszeit, Qualität des Essens, Flüssigkeitszufuhr, ausreichend Schlaf, regelmäßige Bewegung und die Einbeziehung wichtiger Praktiken geht. Wenn Sie sich das Gesamtbild ansehen, werden Sie weniger von jeder Komponente besessen sein und erhöhen Ihre Chancen, dass Sie sich an Ihr gewähltes Protokoll halten und Ihre Ziele für Gewichtsverlust und Gesundheit erreichen.

Eine "Diät"-Perspektive

Intermittierende Fastenpraxis ist nicht nur eine "Diät", sondern ein Lebensstil. Was das bedeutet ist, dass es nicht etwas ist, das Sie nur für ein paar Wochen oder Monate ausprobieren, bevor Sie zu Ihren vorherigen Essgewohnheiten zurückzukehren. Es ist eine Lebensweise. Wenn Sie es aus einer so kurzfristigen Perspektive betrachten, begehen Sie zwei weitere Fehler, die Ihre Bemühungen zur Erreichung Ihres gewünschten Körpergewichts und Ihrer Gesundheit sabotieren können. Der erste dieser Fehler ist, dass Sie bis zum Äußersten gehen können, wenn Sie von zeitweiligem Fasten besser sind und das führt zur Vernachlässigung anderer wichtiger Bereiche Ihres Lebens unter anderem wie z.B. Familie, Freunde und Arbeit.

Dies kann dazu führen, dass Sie viele der größten Freuden des Lebens verpassen und wenn Sie dies tun, werden Sie eventuell intermittierendes Fasten dafür beschuldigen und es komplett aufgeben. Der zweite Fehler, den Sie begehen können, ist, indem Sie intermittierendes Fasten als eine Diät betrachten, statt eine gesunde Ernährung Lifestyle, und sie dadurch Essattacken bekommen, sobald Sie mit der Diät fertig sind. Und in den meisten Fällen neigen Menschen, die direkt nach einer erfolgreichen Diät essen, dazu, nicht nur das Gewicht, das sie verloren haben, wiederzugewinnen, sondern auch ihr früheres Gewicht zu erhöhen. Wenn Sie sich mit intermittierendem Fasten als Lebensstil beschäftigen, werden Sie unbeabsichtigt alle anderen wichtigen Aspekte eines gesunden Lebensstils berücksichtigen und Ihre Chancen erhöhen, nicht nur auf lange Sicht zu fasten, sondern auch Ihre Fitness- und Gesundheitsziele zu erreichen. Machen Sie kleine Schritte und bauen Sie sich allmählich ein Bezug auf das intermittierende Fasten Lebensstil. Dadurch erhöhen Sie Ihre Chancen, es erfolgreich in Ihren Lebensstil zu integrieren und es dort zu halten. Und natürlich erhöhen Sie Ihre Chancen auf die wichtigsten Vorteile - gesunde Gewichtsabnahme und gute Gesundheit. Hier ist Ihr Erfolg, mein Freund! Prost! Bitte hinterlassen Sie eine Rezension auf Amazon, wenn Sie dieses Buch hilfreich gefunden haben.!

Fazit

Wie Sie in diesem Buch erfahren haben, ist intermittierendes Fasten eine der besten Möglichkeiten, in eine gute Form und gute Gesundheit zu kommen. Sie lernten auch die verschiedenen Arten des Fastens mit Unterbrechungen - unter anderem Protokolle - und stellten fest, dass Sie unabhängig von Ihren persönlichen Umständen oder Ihrem Zeitplan diese als Teil Ihres gesamten Lebensstils integrieren können. Die einzige Ausnahme wäre, wenn Sie eine vorbestehende Erkrankung oder besondere Ernährungsbedürfnisse haben. Darüber hinaus kann intermittierendes Fasten ein nachhaltiger Ess-Lebensstil sein, der sehr zu einem erfüllten Leben beitragen kann. Aber Wissen ist nur die halbe Miete, um Gewicht zu verlieren und gute Gesundheit zu erreichen. Die andere Hälfte ist Aktion oder Anwendung von Wissen. Daher ermutige ich Sie dringend, das Gelernte in diesem Buch so schnell wie möglich anzuwenden. Und wie ich in einigen Kapiteln erwähnt habe, muss man nicht alles auf einmal anwenden. Machen Sie kleine Schritte und bauen Sie sich allmählich ein Bezug auf das intermittierende Fasten Lebensstil. Dadurch erhöhen Sie Ihre Chancen, es erfolgreich in Ihren Lebensstil zu integrieren und es dort zu halten. Und natürlich erhöhen Sie Ihre Chancen auf die wichtigsten Vorteile - gesunde Gewichtsabnahme und gute Gesundheit. Hier ist Ihr Erfolg, mein Freund! Prost! Bitte hinterlassen Sie eine Rezension auf Amazon, wenn Sie dieses Buch hilfreich gefunden haben.!

Muskelaufbau

11 Schritte wie Sie wirklich Muskeln
aufbauen und Fett verbrennen

-

Die Wahrheit die Ihnen jedes Buch
verschweigt - 1kg in der Woche?

Health & Fitness Experte AZRAEL

VORWORT

"Manchmal bekommst du einfach das richtige Buch. Ich kann es nicht einmal in Worten fassen, um zu erklären, wie großartig diese Informationen für mich gewesen sind. Ich verstehe endlich, warum ich vorher keine Ergebnisse bekommen habe. Ich bin definitiv, „Beeindruckt!!!" – **Tobias Bauer**

"Alle Marktpillen, Zaubertränke und fix Lösungen sind falsch. Dieses Buch sagt dir, wie du deinen Körper auf natürliche Weise aufbauen kannst. Es funktioniert wirklich!" – **Lars Winkel**

"Meine Familie und Freunde sind schockiert über meine Körper Transformation. Zuerst dachten sie, ich nehme etwas!" – **Dimitri Schmidt**

"Das ist das beste Buch über Krafttraining für mich als Anfänger. Nach nur einer Woche sah ich bereits den Muskelaufbau. Dieser Typ ist mein Held, danke, Azrael." – **Julian Steiner**

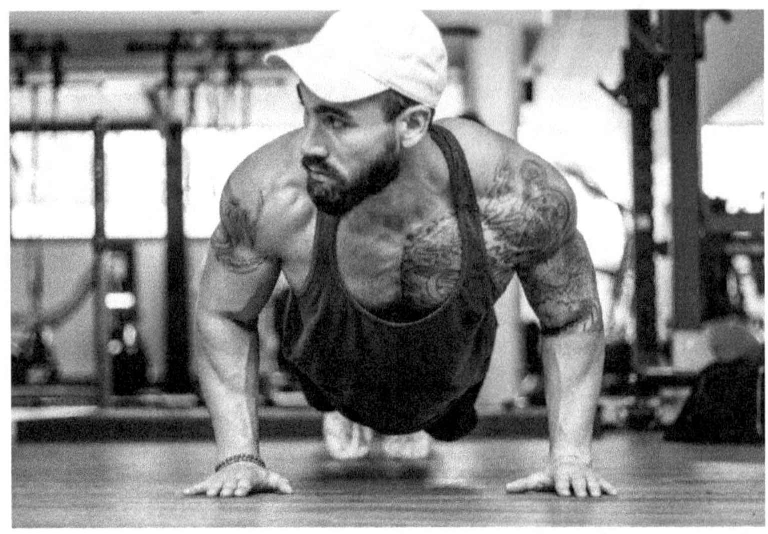

„Ja dieser Typ da oben bin ich heute, aber das war nicht immer so. Ich bin dankbar dafür, dass ich heute hier das Vorwort zu diesem Buch schreiben darf. Wieso und weshalb ich mit dem Training angefangen habe? Meine Geschichte fängt damit an, dass ich mein Selbstbewusstsein in jungen Jahren verloren habe. Ich war ein sehr unsportlicher Mensch und habe in keinster Weise auf meine Ernährung geachtet und alles Mögliche in mich hinein „gefressen".

Zusätzlich habe ich meine Probleme mit Frustessen befriedigt. 110 kg habe ich auf die Waage gebracht, infolge dessen wurde ich auch sehr gemobbt. Täglich standen irgendwelche Kinder, auch Jugendliche vor mir und haben mich versucht, nieder zu machen. Für einen Heranwachsenden ist das immer besonders schlimm, jedenfalls habe ich mir geschworen, mein einziges Leben zu ändern und mir vorgenommen, alles anders zu machen. Von der Hauptschule zum Bankkaufmann und vom „Dickerchen" zum sportsüchtigen Mann. Das Wichtigste hierbei ist, sich selbst immer treu und menschlich zu bleiben. Ich finde, dies ist ein sehr wichtiger Aspekt in meinem Leben. Du kannst *dich selbst zur besten Version deiner selbst machen, es ist möglich. Genau hier setzt dieses Buch an und leistet sehr gute Arbeit. Richtig gelesen, eine sehr gute Arbeit, denn es bietet dir die Möglichkeit, die Grundlagen des Trainings, die absolute Grundlage der Ernährung zu verstehen und sie umzusetzen, damit du deine Ziele erreichen und deinen Traumkörper erschaffen kannst. Es ist alles sehr ausführlich und detailliert beschrieben. Merket euch eines: Selbst ein Meister kann von einem Kind oder einem Tier lernen!*

DENN NICHTS SPORNT MICH MEHR AN, ALS DIESE DREI WORTE: DAS GEHT NICHT. WENN ICH DAS HÖRE, GEBE ICH ALLES, UM DAS UNMÖGLICHE MÖGLICH ZU MACHEN. *Ich wünsche euch viel Spaß beim Lesen und Umsetzten dieses Buches."* – Instagramer **csmaxx** (Cenk Maximiliam Scholz)

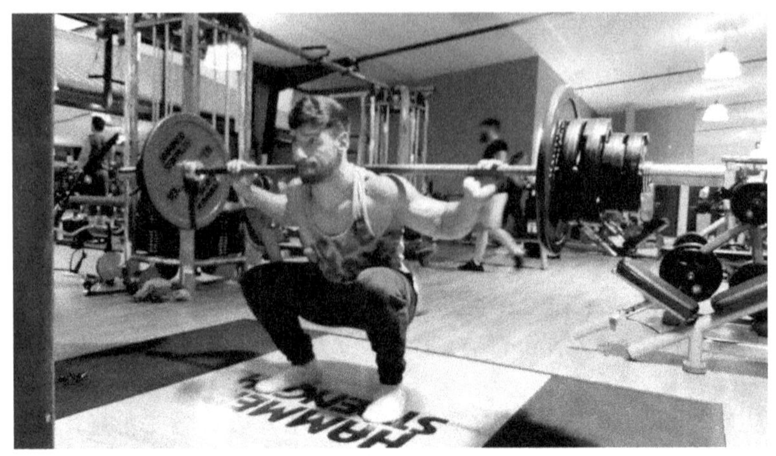

EINFÜHRUNG

"Was ist der Sinn, auf dieser Erde zu sein, wenn du wie jeder andere auch sein wirst?" - Arnold Schwarzenegger

Ich bin wirklich froh, dass Sie sich für mein Buch entschieden haben, denn je schneller Sie lernen, was die richtigen und die falschen Wege sind, desto schneller werden Sie Ihrem Traumkörper ein Stückchen näherkommen. Zum Glück müssen Sie nicht den langen Weg durch Fehler gehen, weil ich sie bereits für Sie gemacht habe! Genau, ich habe hier getestet und da getestet. Tatsächlich hatte ich nie jemanden, der mir beibrachte, was zu tun ist, aber durch „try and error" habe ich ein ziemlich gutes Verständnis für die Kunst, den Körper zu modellieren, entwickelt.

Hallo! Mein Name ist Onur Kizilarslan aka Azrael und ich bin ein gebürtiger Deutscher aus Karlsruhe mit Türkisch/Amerikanischen wurzeln und - ja - dieser Typ, der über diesen Text ist meine Wenigkeit. Ich bin 29 Jahre alt und habe 13 Jahre Trainingserfahrung hinter mir. Ich habe einen Trainerabschluss/Trainerlizenz und habe bereits vielen Menschen dabei geholfen, Ihren Traumkörper zu erschaffen, aber meine Meinung zu diesen Lizenzen ist, dass man die meiste Zeit sowieso nicht viel davon hat. Ich meine, es gibt so viele Kurse, die gerade mal 6 Monate dauern, dann "BÄM!" Sie können sich dann Trainer schimpfen, loslegen und jemanden trainieren? Ohne jemals selbst die Ergebnisse zu haben, die sich Ihren Kunden wünschen!? Ich meine, seien wir mal ehrlich, der größte Bodybuilder aller Zeiten ist Schwarzenegger, und er hatte keinen Trainerschein.

Aber ich wette, Sie würden jeden seiner Ratschläge annehmen, richtig? Ja! Weil er es durchgemacht hat, und es geschafft hat, und somit auch weiß, was nötig ist, um seine Fitnessziele zu erreichen. Nun, und genau darum geht es in diesem Buch. Ich möchte meine Erfahrungen mit Ihnen teilen. Sie müssen also nicht die gleichen Fehler wie ich machen und können gleich von Anfang an alles richtigmachen. Ob Sie abnehmen oder an Gewicht zunehmen möchten, hier finden Sie Informationen für jeden, ob weiblich oder männlich, und für alle Körpertypen. Ich werde Ihnen die Wissenschaft hinter dem Muskelaufbau, die verschiedenen Körpertypen, die Rezepte mit hohem Proteingehalt, die Trainingspläne für Anfänger und natürlich auch eine Menge mehr erzählen.

Als Bonus bekommen Sie am Ende dieses Buches mein Videotraining von mir in Wert von 100,00 € gratis. Ist das nicht genial? Außerdem bekommen Sie Zugang zu meiner geheimen Facebook-Gruppe, worin Sie mir alle Fragen stellen und Informationen austauschen können. Danke, dass Sie hier sind. Ich weiß, Sie werden das Beste daraus machen. Sie können gleich anfangen, nachdem Sie dieses Buch gelesen haben. Also lassen Sie uns starten!

Kapitel 1: MUSKELWISSENSCHAFT

Die grundlegende Wissenschaft des Muskelwachstums ist wichtig im Krafttraining. Erst wenn Sie verstehen, welche Muskeln in einem Zustand des Wohlbefindens (oder Homöostase) bleiben müssen, können Sie die Vorbereitung und die langfristige Gesundheit von ihnen als ein anhaltender Schlüsselfaktor unterstützen. Im Allgemeinen passen sich Muskeln ständig der Umwelt an. Und genau wie die Sonne den Körper als Abwehr gegen das Brennen bräunt, wachsen auch die Muskeln als Reaktion auf erhöhen Stress in der Muskulatur. Bevor wir anfangen, müssen wir uns einige der wichtigsten Punkte ansehen und ein klareres Bild davon bekommen, warum sich Muskeln so verhalten: Nachdem Sie ein Training abgeschlossen haben, durchläuft Ihr Körper ein Stadium der Reparatur und des Ersatzes beschädigter Muskelfasern. In diesem zellulären Prozess werden die Fasern miteinander verschmolzen und bilden neue Muskel-Myofibrillen (Proteinstränge). Diese Myofibrillen, die repariert wurden, führen sofort zu einer Zunahme an Stärke und Verdickung der Muskelfasern. Das ist etwas was wir in der Wissenschaft als "Muskelhypertrophie-Wachstum" bezeichnen. Nichts davon passiert tatsächlich, während Sie die Gewichte heben. Dies geschieht während Ihrer Ruhezeiten. Doch wie genau bauen sich Muskelzellen auf? Nun, das ist die Funktion von Satellitenzellen, die wie Stammzellen funktionieren, obwohl sie nur für Ihre Muskeln zuständig sind. Sobald diese aktiviert sind, helfen sie, indem sie mehr Kerne zu Ihren Muskelzellen hinzufügen und folglich ein direktes Wachstum von Muskelzellen (Myofibrillen) bereitstellen. Es ist die Aktivierung von Satellitenzellen, die den Unterschied ausmachen kann, wie bestimmte "genetische Freaks" immense Muskeln aufbauen können und warum andere Menschen, "die Hard-Gainer", es schwer haben. Die Forscher zeigten, dass in einer neueren Studie an Menschen, die als "extreme" Antwort auf Muskelwachstum bekannt waren und 58 % Myofibrillenhypertrophie aufwiesen, tatsächlich eine 23 %ige Aktivierung ihrer Satellitenzellen besaßen. Vergleichen Sie dies mit den bescheidenen Respondern, die ein Wachstum von 28 % aufwiesen und eine Aktivierung von 19 % in ihren Satellitenzellen hatten.

Obwohl beide Gruppen eine Zunahme zeigten, war der aufregende Teil der, in dem die "None" Responder platziert wurden. Es hat sich gezeigt, dass sie 0 % Wachstum aufwiesen, während sie eine 0-%-Aktivierung ihrer Satellitenzellen hatten. Das lässt uns glauben: Je mehr Sie Ihre Satellitenzellen aktivieren können, desto größer ist die Chance, dass Sie Muskeln aufbauen können. Jetzt ist die Frage, wie können wir die Satellitenzellen aktivieren und gleichzeitig das Muskelwachstum anregen?

Muskelwachstumsmechanismen

Ein natürlicher Fortschritt des Muskelwachstums ist unsere Fähigkeit, die Muskeln kontinuierlich zu belasten. Es ist dieser Stress, der eine wichtige Komponente des Muskelwachstums ist und die Homöostase in Ihrem Körper unterbricht. Dieser konstante Stress (und die folgende Unterbrechung der Homöostase) ruft drei primäre Mechanismen hervor, die das Muskelwachstum fördern.

1. Muskelspannung

Um das Muskelwachstum zu steigern, müssen Stressfaktoren eingesetzt werden, die höher sind als die, an die sich der Körper (oder der Muskel) später angepasst hat. Wie ist das möglich? Ein Weg, dies zu tun, ist durch Heben von Gewichten, die progressiv schwerer sind. Dies erhöht die Spannung der Muskeln und unterstützt die Veränderungen auf zellulärer Ebene im Gewebe. Dies ermöglicht dann Wachstumsfaktoren, die die Aktivierung von mTOR und der wichtigsten Satellitenzellen umfassen. Muskelspannung kann auch die Verbindung der motorischen Einheiten innerhalb der Muskelzellen spürbar beeinflussen. Diese beiden anderen Faktoren können erklären, warum es stärkere Menschen gibt, obwohl sie normalerweise nicht so groß sind wie andere.

2. Muskelschaden

Muskelschäden treten auf, wenn Sie sich nach dem Training wund fühlen. Dies geschieht (häufiger als nicht) in einer bestimmten oder lokalisierten Region. Wenn dies passiert, werden entzündliche Moleküle freigesetzt (Schmerz) und Zellen des Immunsystems, die Ihre Satellitenzellen aktivieren, springen dann in Aktion (Wachstum).

Dies könnte dazu führen, dass Sie denken, dass Sie sich wund fühlen müssen, damit dies geschieht, obwohl dies nicht der Fall ist. Stattdessen muss der Schaden durch das Training in den Muskelzellen vorhanden sein. Der Schmerz hingegen ist im Laufe der Zeit mit anderen Faktoren verbunden.

3. Metabolischer Stress

Sie werden schnell metabolischen Stress erleben, wenn Sie „das Brennen" oder „den Pump" in den Muskeln beim Trainieren fühlen. Zuvor haben Wissenschaftler die Theorie des Pumps infrage gestellt, jedoch wurde nach weiterer Untersuchung bewiesen, dass der Pump auch sehr wichtig ist. Schwellungen um den Muskel werden durch metabolischen Stress verursacht, der das Muskelwachstum unterstützt. Es führt jedoch nicht notwendigerweise zu einer Zunahme der Muskelzellengröße. Dies geschieht tatsächlich, wenn es zu einem Anstieg des Muskelglykogens kommt, das die Muskeln zur gleichen Zeit wie das Bindegewebe anschwellen lässt.

Diese Art von Wachstum wurde als "sarkoplasmatische Hypertrophie" bezeichnet und ist eine der Hauptarten, in der Sie größere Muskeln aufbauen, ohne dass dabei auch Ihre Stärke zunimmt. Jetzt können wir die drei Hauptfaktoren verstehen, die zu Muskelwachstum führen, und unsere nächste Frage ist: Wie werden unsere Hormone das Muskelwachstum beeinflussen? Sehen wir uns das als Nächstes an.

Muskelwachstum und Hormone

Hormone spielen auch eine wichtige Rolle bei Muskelwachstum und -reparatur und dies liegt an ihrer Rolle bei der Regulierung der Satellitenzellaktivität. Insulinwachstumsfaktor (IGF) -1 und (insbesondere) Mecho-Wachstumsfaktor (MGF) werden benötigt. Beides (zusammen mit Testosteron) sind zwei der wichtigsten Faktoren, die das Muskelwachstum fördern.

Beim Training ist Testosteron das, was die meisten Menschen mit dem primären Hormon assoziieren. Testosteron unterstützt die Proteinsynthese, aktiviert die Satellitenzellen, hemmt den Proteinabbau und stimuliert verschiedene andere anabole Hormone. In Wahrheit ist der

Großteil des Testosterons an den Körper gebunden und folglich nicht für den Gebrauch zugänglich (bis zu 98 %). Testosteron hilft auch bei der Stimulierung von Wachstumshormonen. Dies wird durch die Zunahme der Anwesenheit von Neurotransmittern in der beschädigten Faserregion durchgeführt.

Dies kann auch bei der Aktivierung von Gewebewachstum helfen. Der IGF passt die Mengen an Muskelmasse an, indem er jede Proteinsynthese ankurbelt. Dies geschieht, indem die Glukoseakzeptanz des Körpers erleichtert und Aminosäuren um partitioniert werden (Aminosäuren sind die Bausteine des Proteins). Diese Neupartitionierung ermöglicht die Skelettmuskelstruktur und hilft wiederum bei der Aktivierung der Satellitenzellen, was insgesamt zu einem Anstieg des Muskelwachstums führt.

Muskeln wachsen in der Ruhephase

Wenn der Körper nicht genügend Nahrung oder Ruhe bekommt, können die anabolen Prozesse umgekehrt werden und der Körper wird in einen katabolen oder destruktiven Zustand geraten. Muskelprotein-Metabolismus-Reaktionen passieren (aus Widerstandsübungen) und sie dauern zwischen 24-48 Stunden. Daher sind Wechselwirkungen zwischen Mahlzeiten, die in diesem Zeitraum konsumiert werden, und jedem Proteinmetabolismus miteinander verknüpft.

Es lohnt sich, daran zu denken, dass Einschränkungen dafür sorgen, wie viel Ihre Muskeln physisch wachsen können. Vieles hängt vom Geschlecht, Alter und Genetik ab. Zum Beispiel haben männliche Körper mehr Testosteron als

Frauen, was es ihnen erlaubt, insgesamt größere und stärkere Muskelgruppen aufzubauen.

Unwahrscheinlich & schnelles Muskelwachstum

Muskelwachstum ist für die Mehrheit der Menschen langsam und das ist, weil Muskelhypertrophie seine Zeit braucht. Die meisten Menschen sehen keinen sichtbaren Anstieg für mehrere Wochen oder in einigen Fällen Monate. Dies ist aufgrund der Fähigkeit, wie gut Ihr Nervensystem Ihre Muskeln aktiviert. Neben diesem haben Menschen eine einzigartige unterschiedliche Genetik. Diese Unterschiede in der Hormonproduktion, den Muskelfasertypen und den physischen Zahlen machen einen Unterschied aus. Aktivierungsebenen von Satelliten können auch das Muskelwachstum einschränken. Um sicherzustellen, dass Sie Ihr Bestes tun, um Muskeln aufzubauen, muss die Muskelproteinsynthese Ihren Muskelproteinabbau übertreffen. Damit stellen Sie sicher, dass Sie Ihre besten Leistungen erzielen, um Muskeln aufzubauen. Das erfordert, dass Sie ausreichende Quellen an Proteinen (insbesondere essenziellen Aminosäuren) und Kohlenhydraten konsumieren, die den zellulären Prozess unterstützen, wenn Sie zerstörte Muskelgewebe wiederherstellen. Es ist wichtig für Sie, die Wissenschaft zu verstehen, die es den Muskeln ermöglicht zu wachsen, denn jedes sichtbare Muskelwachstum und scheinbare physische Veränderungen in der Muskelstruktur Ihres Körpers können sehr ermutigend sein.

Kapitel 2: POSITIVE MINDSETS

"Vision schafft Glauben und Glaube schafft Willenskraft. Im Glauben gibt es keine Angst und keinen Zweifel - nur absolutes Vertrauen in dich selbst. " - Arnold Schwarzenegger

Die früheren Bodybuilding-Champions unserer Generationen haben sich auf zahlreiche Strategien verlassen, die es ihnen ermöglichten, ihren Weg durch zermürbende Workouts zu machen. Dies führte sie dazu, den Körper zu haben, der alle Neulinge von heute kontinuierlich inspiriert. Training und Ernährung sind die zwei Hauptaspekte, die mit dem Erreichen der physischen Perfektion verbunden sind. Es gibt jedoch eine weitere, wesentlichere Variable, die Champions wie Schwarzenegger, Haney und Coleman unterstützt hat. Dies ist das Konzept der Geisteskraft oder ihres Glaubens an sich selbst. Wenn Sie die Fähigkeit besitzen, sich auf einer psychologischen Ebene mit Ihren Muskeln zu verbinden, dann kann der Einsatz verschiedener Strategien entscheidend für den Erfolg sein. Arnold Schwarzenegger sah (und war davon überzeugt), dass sein Bizeps zu Berggipfeln werden würde. Es muss gesagt werden, dass er etwas Erstaunliches erreicht hat, und wie es einige behaupten würden, eine "beispiellose Muskelentwicklung" in diesem Bereich. Ein anderer war Tom Platz, der sich vorstellte, seine Quads würden wie riesige Ballons aussehen. Haben Sie jemanden gesehen, der mit seiner Beinentwicklung mithalten kann? Man kann hier etwas über Denkweise sagen und wenn Sie sich das Undenkbare vorstellen, können Sie enorme Gewinne erzielen.

Allerdings kann die Verwendung von Geisteskraft bei der Unterstützung Ihrer Bodybuilding-Leistungen erheblich komplizierter sein. Es erfordert echte Konzentration und Entschlossenheit. Gedankenfokus insgesamt erfordert immense Anstrengungen, wenn eine vollständige Konzentration angestrebt wird. Wenn Sie versuchen, einen Satz mit der notwendigen Intensität zu vervollständigen, wird die Aufmerksamkeit auf die Korrektur Ihrer Form (während die Visualisierung beibehalten wird) vollständig fokussiert. Eine der besten Strategien, um Ihren Fokus zu verbessern, besteht darin, ruhig vor jedem Satz zu sitzen und dabei die Aufgaben zu berücksichtigen, die Sie sich selbst gesetzt haben. Und dies sollte getan werden, um alle unnötigen Informationen zu blockieren.

Streunende Gespräche, das Radio oder irgendwelche abstoßenden Gedanken und / oder Menschen, die in Ihrer direkten Umgebung sind, müssen gehen. Diese können alle als Unterbrechungen angesehen werden und sind für Ihr perfektes Set nutzlos. Es ist auch nützlich, genau zu bestimmen, was Sie für ein bestimmtes Set erreichen möchten. Dies beinhaltet die Anzahl der Wiederholungen, eine korrekte Form und das Gefühl in den Muskeln. Diese Unterscheidungen gelten alle als wichtige Faktoren und sie sind absolut Ihre Aufmerksamkeit wert.

Eine positive Denkweise bewahren

Positive Visualisierungen und Zielsetzungen sind entscheidende Variablen bei der Verbesserung der eigenen Denkweise. In der Tat ist es zweifellos sehr wichtig, den Fokus zu behalten, wie im vorherigen Abschnitt erwähnt wurde. Es ist jedoch ebenso wichtig, die positive Einstellung zu bewahren. Dies gilt auch, wenn Sie nicht trainieren. Es gibt viele soziale Probleme in der heutigen schnelllebigen Welt um uns herum. Es ist nicht immer leicht, Ruhe und Konzentration für einen längeren Zeitraum aufrechtzuerhalten. Dennoch ist es außerordentlich wünschenswert, eine positive Denkweise zu entwickeln. Top-Profis in jeder Sportart verfügen meist nur über sehr wenige externe Ablenkungen, was ihnen wiederum die Befriedigung ermöglicht, sich auf Trainingsziele mit relativer Effizienz konzentrieren zu können.

Das Geheimnis bei der Durchführung eines physischen Ereignisses (einschließlich Krafttraining) besteht darin, sich geistig in einen Moment zu versetzen, in dem Sie auf dem höchstmöglichen Level sind. Sich mit den Ereignissen von gestern zu beschäftigen oder was morgen passieren könnte, ist für die vorliegende Aufgabe irrelevant und sollte von Ihren Gedanken gänzlich blockiert werden. Wenn Sie eine positive Einstellung beibehalten können, ist es viel einfacher, abzuschalten und sich in Ihr Trainingssystem einzutauchen. Wenn Sie sich auf irgendwelche negativen Eigenschaften des Lebens konzentrieren, verschleiert dies nur das, was in der gegenwärtigen Zeit geschieht, und als Ergebnis werden Sie feststellen, dass es Ihre Trainingsleistung beeinträchtigt. Es gibt verschiedene Möglichkeiten, wie Sie Ihr positives Denken verbessern können. Dazu gehören die Distanzierung von negativen Menschen oder der Verzicht auf unerwünschte Aktivitäten wie Faulheit, übermäßiger Alkoholkonsum oder Rauchen. Positive Visualisierungen und das Setzen von Zielen sind wichtige Faktoren, wenn Sie Ihre positive Einstellung verbessern möchten. In den Momenten, in denen Sie still vor jedem Satz sitzen, stellen Sie sich genau vor, was Sie während des Sets erreichen möchten. Dies kann in der Stunde vor jeder Trainingseinheit erfolgen und hat sich als sehr wertvoll erwiesen. Auf der anderen Seite, wenn Sie über Ihr Training 24 Stunden am Tag nachdenken, ist es nicht sehr förderlich für die Entwicklung einer positiven Einstellung. Dies kann (und wird es wahrscheinlich) zu geistigem Burnout und Entmutigung führen. Am Ende dieses

Buches werde ich Ihnen ein tolles Buch über positives Denken vorstellen. Ich rate Ihnen, sich dieses Buch zu holen, es wird Ihnen allgemein weiterhelfen im Leben.

Der Geist & Körper Link

Damit Sie die vollkommene mentale Konzentration erreichen, ist es wichtig, dass Sie Ihre mentalen und kognitiven Verbindungen weiterentwickeln. Es wurde bewiesen: Je überlegener die Eignung eines Athleten in seinem gewählten Sport ist, desto mehr werden sie geschickter bei der Anwendung einer bestimmten Aktion oder einer bestimmten Übung. Dies gilt insbesondere dann, wenn sie bestimmte Muskelgruppen präzise ansteuern können. Unbestreitbar, und was Bodybuilding betrifft, ist es wichtig, den Einfluss genau zu visualisieren. Je besser eine Person fokussieren kann, desto besser kann sie ihre geistigen und Muskelverbindungen erfolgreich entwickeln. Was ist der beste Weg, dies zu erreichen? Wenn Sie alle Ihre verschiedenen Muskelgruppen studieren und die Fähigkeit erwerben, die einzelnen Muskeln zu identifizieren, können Sie schließlich lernen, ob diese Übungen die gewünschte Wirkung haben. Viele Menschen können ein Gewicht für eine vorbestimmte Anzahl von Wiederholungen heben. Allerdings sind sich nur sehr wenige der Gedanken und Muskelverbindungen bewusst. Arnold Schwarzenegger empfahl das „Flexen" von Körperteilen vor dem Training. Er nannte das „Mit Deinen Muskeln in Kontakt kommen".

Dies ist ein einfacher Weg, um die Verbindungen zwischen Geist und Muskeln zu entwickeln. Ein gutes Beispiel ist das flexen (Anspannen) der Brust, indem man die Arme nach außen drückt. Dies repliziert die Aktionen, die Sie beim Bankdrücken ausführen. Es ist diese schiebende Aktion, die den Geist dazu bringt, genau zu wissen, wie sich das Bankdrücktraining anfühlen sollte. Wenn Sie das Bankdrücken durchführen, werden mehr Fasern aktiviert, wenn die Hebelbewegung in die Rille gelegt wird, dies geschieht durch das Vorbeugen der Muskeln. Eine weitere Möglichkeit, die Verbindung zwischen Geist und Muskeln zu stärken, besteht darin, dass ein Trainingspartner den Bereich, den Sie trainieren werden, zufällig berührt oder antippt. Sie werden feststellen, dass Ihre Aufmerksamkeit unbewusst auf diesen Bereich gerichtet ist.

Dadurch werden die Trainingsenergien konzentrierter und entsprechen der Art und Weise, wie Sie die Übung durchführen. Wenn Sie die Verbindungen zwischen Geist und Muskeln gestärkt haben, können Sie auch muskuläre Einschränkungen negieren. Dies wirkt ähnlich wie das Aufwärmen und dehnt auch die gewünschten Muskeln, die helfen, Muskelschäden durch das schwere Heben zu verhindern. Ein gutes Beispiel sind schwere Kniebeugen, bei denen starke Widerstände auf die Muskeln ausgeübt werden.

Unterbewusste Konditionierung

Das Ziel, in der Lage zu sein, enorme Mengen an Muskelmasse zu gewinnen, erfordert mehr als nur das reine Training und das Blockieren jeglicher Ablenkungen. Diese Dinge können bedeutsam sein, doch um herausragende Erfolge zu erreichen, müssen Sie Ihr Unterbewusstsein konditionieren. Ihr Unterbewusstsein ist die Region des Geistes, die genau unter der Ebene des Bewusstseins wirkt. Alles im Leben, sei es real oder imaginär, kann Sie auf einer unterbewussten Ebene stimulieren und daher auch dazu führen, auf sehr spezifische Weise zu denken oder zu handeln. Um es zusammenzufassen: Negative Denker neigen dazu, auf unerwünschte Ereignisse zu stoßen.

Auf der anderen Seite neigen Menschen, die ständig positiv denken dazu, dass meiste aus dem Leben herauszuholen. Die echten Champions im Bodybuilding sprechen selten von sich selbst in einem negativen Licht und malen sich immer positiv aus. Dies geschieht absichtlich. Darüber hinaus neigen sie dazu, in den meisten Bereichen ihres Lebens gleich positiv zu sein. Wenn Sie danach streben, ein ewiger Optimist zu werden (und zu bleiben), kann dies Ihr ganzes Leben verändern.

Dies kann möglicherweise der einzige, wichtigste Schritt sein, den ein Champion machen kann. In der Tat ist der beste Weg, um Ihr Unterbewusstsein zu konditionieren, positive Bestätigungen auf einer kontinuierlichen Basis zu üben. Affirmationen sind positive Gedanken oder Aussagen, die Sie wiederholen. Diese werden im Unterbewusstsein als Grundlage der Inspiration für gegenwärtige und zukünftige Handlungen eingepflanzt. Affirmationen können dem Unterbewusstsein beibringen, mentale und physische Barrieren zu überwinden, die zuvor für unmöglich gehalten wurden. Sie sind eines der einfachsten und besten Werkzeuge zur Überwindung negativer Denkprozesse und tragen wesentlich dazu bei, Ihr Selbstwertgefühl als Individuum zu steigern.

Großartige Bodybuilding-Affirmationen

> *"Ich werde die Kraft für das heutige Training haben und ich werde alle Hindernisse überwinden."*
> *"Ich werde heute all meine persönlichen Bestzeiten übertreffen."*

> *"Die gesunden Nahrungsmittel, die ich esse, tragen zu meinem überlegenen Muskelwachstum bei."*

Diese Bestätigungen sind ein respektabler Anfang, aber es ist am besten, sie für bestimmte Ziele auf einer bestimmten Basis auszuwählen. Eine Affirmation, die zu weit gefasst ist, wird niemals funktionieren, weil Sie keinen bestimmten Zielfokus im Auge haben. Trigger-Wörter können verwendet werden, um Sie persönlich zu motivieren und zu stimulieren.

Ein Trigger-Wort könnte zum Beispiel "**spektakulär**" sein. Wie in *"Ich werde heute spektakuläre Ergebnisse erleben."* Verwenden Sie Wörter, die Sie anregen und stimulieren. Sagen Sie sie jeden Morgen und Abend vor dem Spiegel, um Ihr Unterbewusstsein zu trainieren.

Ziele setzen

Das Setzen von Zielen führt zu Ihrem Erfolg beim Krafttraining und hilft Ihnen auch, Ihre Ergebnisse zu maximieren. Die eine Sache, für die Sie sich entscheiden müssen, ist: Was wollen Sie erreichen, indem Sie diese Ziele setzen? Dies gibt den Zielen, die Sie sich selbst gesetzt haben, Bedeutung. Sowohl langfristige als auch kurzfristige Ziele sollten festgelegt werden. Kurzfristige Ziele sollten 1 Woche bis zu 6 Monaten abdecken und langfristig sollten 6 Monate und mehr abdecken. Eine gute Regel besteht darin, drei kurzfristige Ziele zu setzen, die einem langfristigen Ziel entsprechen.

Kurzfristige Ziele

Beispiel: Verwenden Sie alle verfügbaren Fitnessgeräte und

führen Sie einen Satz innerhalb der ersten zwei Trainingswochen aus. Sit-ups mit 3 Sätzen bestehend aus 12 Wiederholungen an allen Abdominaltagen. Ersetzen Sie eine Mahlzeit während des Tages mit einem Salat oder einem Supplement (Shake).

Langzeit Ziele

Beispiel: Ziel ist es, 20 kg in 8 Monaten zu verlieren.
Innerhalb von 1 Jahr können 80 kg Bankdrücken durchgeführt werden.
Innerhalb von 6 Monaten erhöhen der Bizeps auf Größe 35 cm.

Schlüssel zur effektiven Verwendung der Affirmationen

> Verwenden Sie Affirmationen, die für Ihre Ziele spezifisch sind
> Beginnen Sie jeden Tag mit einer positiven Bestätigung
> Verwenden Sie Affirmationen häufig (sagen Sie sie sich den ganzen Tag über)
> Verwenden Sie nur positive Wörter und ersetzen Sie negative durch eine positive Alternative
> Handeln Sie nach Ihren Affirmationen

Mental-Training, wie in diesem Kapitel beschrieben, ist genauso wichtig wie jedes Muskeltraining, wenn Sie nach überlegenen Ergebnissen streben. Wenn Sie etwas über frühere Bodybuilding-Champions lesen, wird all dies offensichtlich.

Ein gut konditionierter Geist ist die halbe Miete beim Muskelaufbau. Wenn Sie es sich vorstellen können, können

Sie es auch tun. Die Konditionierung des Verstandes für Größe ist jedoch kein einfacher Prozess. Sie müssen viel Planung und Aufwand durchführen. Die Fokussierung Ihres Geistes und die Fähigkeit, eine positive Einstellung zu erreichen und aufrechtzuerhalten, lässt Sie alles tun. Eine gesunde Konditionierung des Unterbewusstseins kann zu unglaublichen Ergebnissen führen. Fangen Sie jetzt damit an und stellen Sie sich Ihren Weg zu einem großartigen Körperbau vor.

"Der Verstand ist die Grenze. Solange der Verstand sich vorstellen kann, dass man etwas tun kann, kann man es tun, solange man wirklich 100 Prozent daran glaubt." - Arnold Schwarzenegger

Kapitel 3: DIE DREI SÄULEN

Werfen wir einen Blick auf die Bedeutung der "Drei Säulen" als ein Konzept für unseren anhaltenden Fokus für ein erfolgreiches Krafttraining. Wenn wir uns diese zentrale Strategie ansehen, können wir die Schlüsselbereiche der Fokus Platzierung beurteilen, die somit zu Erfolg, Wachstum und Gesundheitserhaltung führen können, die sicher, ergebnisorientiert und positiv sind. Wie bei jeder neuen Regelung oder jedem neuen Plan hat die Bedeutung von Gesundheit und Sicherheit immer Vorrang.

Wenn die drei Säulen beibehalten werden, sind die Ergebnisse definitiver und progressiver. Darüber hinaus werden Sicherheit und Gesundheit im Vordergrund stehen und als unabdingbare Voraussetzung für das Ziel des Krafttrainings bleiben. Mit einem vollständigen Fokus auf die drei Säulen können Sie im Laufe der Zeit immer wieder großartige Ergebnisse erzielen. Und in Wirklichkeit ist das Bedürfnis nach großartigen Ergebnissen der Zweck des Krafttrainings, um unser Endziel zu erreichen.

Die 3 Säulen sind:

> Schlaf
> Training
> Ernährung

Homöostase

Lassen Sie uns für einen Moment über den Tellerrand schauen. Lassen Sie uns ein Auto benutzen. Lassen Sie uns das hier als Metapher verwenden, nur damit wir den Kern des wichtigen Punktes verstehen können, den wir zu verstehen versuchen. Also im Grunde sind Sie das Auto, und Sie wollen das bestaussehende sein, das am meisten gebaute, das je gemacht wurde! Nicht wahr? Und nicht nur von außen. Auch von innen wollen Sie das Beste sein. Der beste Motor, das beste von allem, so brüllen Sie wie ein Löwe, der nicht wie ein Kätzchen schnurrt. Und es ist egal, welche Art von Auto Sie sind... Sie wollen nur die beste Version dieses Modells sein, was auch immer es ist. Also brauchen Sie den besten Treibstoff (Ernährung), eine hohe Leistung (Training) und eine perfekte Wartung, um das Auto in guter Form zu halten, nach der ganzen Hölle, die Sie durchgemacht haben (Schlaf).

Wenn eines dieser Dinge nicht regelmäßig erfolgt, dann werden Sie (als das Auto) keine Power-Maschine sein! Es klingt vielleicht ein bisschen klischeehaft, aber tatsächlich müssen wir uns überlegen, was für unsere Ergebnisse, die wir erreichen wollen, am besten funktioniert. Sie würden sicherlich kein Billig-Öl in ein Nascar tanken, nicht wahr? Oder würden Sie vergessen, einen Lamborghini nicht abkühlen zu lassen, nachdem er mehrere Runden auf der Strecke gemacht hat? Ich meine, die Ergebnisse wären sowieso nicht erreichbar, nicht langfristig. Nun, auch wenn Sie keine Autos mögen - das ist in Ordnung, Sie können die gleiche Metapher mit einem Hund oder irgendetwas anderen verwenden, das Liebe, Sorgfalt und Wartung erfordert. Pflanzen sind auch ein großartiges Beispiel für das Verständnis dieses Konzepts. Ich möchte nur, dass Sie diese Idee in Ihrem Kopf abspeichern, damit Sie verstehen, warum die drei Säulen zu jeder Zeit im Vordergrund stehen müssen. Nicht nur manchmal. Auf diese Weise bleiben Ihre Gesundheit, Ihre Leistung, Ihre Sicherheit und Ihre Arbeitseinstellung auf Ihre Ziele ausgerichtet. Wir möchten, dass dies in einer positiven, erfolgreichen Art der fortlaufenden, auf der Realität basierenden Leistung geschieht. Ansonsten wird es einfach nicht funktionieren. Nehmen wir zum Beispiel einen Fluss: Ein Fluss enthält viele Dinge, die darin schwimmen. Fische und andere Kreaturen, die sich auf ihr Überleben verlassen. Stellen Sie sich vor, Ihre Muskeln sind die Fische. Dieser Fluss braucht bestimmte Dinge, damit der Fisch gedeihen und überleben kann. Die Temperatur, der Sonnenschein, das Essen, das Säure- / Alkalinitätsniveau (PH). All diese Dinge müssen zusammen harmonieren. Sie geben mir da sicher recht, nicht wahr? Nun, die "Homöostase" des Flusses (genau wie die Homöostase Ihres Körpers) beeinflusst den Fisch sehr. Also, wenn Ihr Körper der Fluss ist (metaphorisch gesprochen) und Ihre Muskeln die "Fische" sind, können Sie die Verbindung leicht sehen. Ihre Muskeln werden überleben und gedeihen auf die Homöostase Ihres Körpers. Das ist sicherlich richtig. Wenn Sie also sicherstellen, dass die drei Säulen erhalten bleiben, überleben Sie nicht nur, sondern gedeihen auch. Und das ist das Ziel hier, um Ihrem Körper die Möglichkeit zu geben, aus einer Gewichtstrainingsperspektive zu gedeihen.

Schlaf

Schlaf und Erholung sind wichtige Faktoren, um die Homöostase für den Körper zu erreichen. Und wenn der Körper ausreichend Schlaf hat, kann er sehr gut funktionieren. Homöostase ist die "perfekte" Harmonie, die auf zellulärer Ebene benötigt wird, damit der Körper an seinem optimalen Punkt funktioniert. Die Zellen können Reparatur, Wachstum und dringend benötigte Heilung erreichen, wenn die Homöostase aufrechterhalten wird. Das heißt, die Zellen in Muskeln und Bindegewebe haben auch die Chance, gut zu wachsen. Weil, wie Sie wissen, bestehen sie aus Zellen. Und sie werden sich auch in einer "homöostatischen" Umgebung leichter und effizienter erholen können. Sie richtig zu behandeln, ist von größter Bedeutung. Es ist der Schlüssel.

Richtlinien für den Schlaf

- ➢ 7 bis 8 Stunden pro Nacht
- ➢ Seien Sie in einem entspannten Zustand, bevor Sie schlafen gehen
- ➢ Schalten Sie elektronische Geräte 1 bis 2 Stunden vor dem Schlafengehen aus, um die Handhabung zu erleichtern
- ➢ Yoga und Meditation können die Schlafförderung unterstützen

> Machen Sie den Raum so dunkel wie möglich - Schlafmasken sind zu empfehlen

Richtlinien für das Training

> Regelmäßiges Training ist der Schlüssel
> Trainieren Sie mit einer 3-Tages-Split-Routine
> Konzentrieren Sie sich in Gewichts-Workouts auf zusammengesetzte Bewegungen (große Muskelgruppen)
> Konzentrieren Sie sich auf die größeren Muskelgruppen in der Rheinfolge - oberer Rücken, Brust, Schultern, Waden, Oberschenkel, Arme und Bauchmuskeln
> Positivität ist der Schlüssel
> Belohnen Sie sich mit positiven Affirmationen und stressfreien Momenten

Richtlinien für die Ernährung

> Essen Sie jeden Tag 3 bis 5 ausgewogene Mahlzeiten
> Beinhaltet "Fleisch", Lebensmittel wie Fisch, Schweinefleisch, Huhn, Rindfleisch, Eier und Soja
> Ergänzen Sie Ihre Ernährung mit Nährstoffen, Vitaminen und Mineralstoffen aus nahrhaften Lebensmitteln und nicht mit Vitamintabletten

Balance ist der Schlüssel

Um ein optimales Muskelwachstum zu erreichen, müssen die drei Säulen im Gleichgewicht sein. Alle drei sind gleich wichtig. Ein Regime, in dem richtig geschlafen und trainiert wird aber eine schlechte Ernährung stattfindet, wird nicht funktionieren. In diesem Fall werden die Muskeln langsam repariert und es können Verletzungen von nicht geheilten und überreizten Muskeln auftreten. Richtige Ernährung und gutes Training, doch ohne genug Schlaf wird auch nicht funktionieren. Die Muskeln werden nicht ausgeruht sein, werden nicht repariert und können nicht wachsen. Und schließlich: Gute Essgewohnheiten mit viel Schlaf, in Verbindung mit einem schlechten Training, wird auch nicht funktionieren. In diesem Fall wird es nicht den richtigen Widerstand gegen die Muskeln geben, damit sie sich anpassen und richtig wachsen können. Die drei Säulen schaffen eine homöostatische Umgebung für die Zellen (und damit für die Muskeln), auf lange Sicht zu wachsen, zu heilen, zu reparieren und zu erhalten. Schreiben Sie die drei Säulen auf Ihr Türbrett, damit Sie sich an ihre Bedeutung erinnern können. Dies ist die wichtigste Ergänzung zu Ihrem Erfolg. Und denken Sie daran, dass dieses Schlüsselkonzept den Unterschied zwischen Erfolg und Misserfolg bedeuten kann.

Kapitel 4: BODYBUILDING-MYTHEN

Ich denke, es ist sehr wichtig, die Fakten und Mythen rund um das Thema Bodybuilding zu betrachten. Auf diese Weise können wir von Anfang an die richtigen Dinge tun. Und ich weiß, dass Sie hart für Ihr Geld arbeiten, und Sie verdienen es, es für die Dinge auszugeben, die wirklich wichtig sind, wie eine Mitgliedschaft im Fitnessstudio, nahrhafte Nahrungsmittel und Nahrungsergänzungsmittel, die wirklich funktionieren. In diesem Kapitel werde ich über einige extrem beliebte Produkte sprechen, die auf dem

Papier gut klingen mögen, aber das ist wirklich eine Verschwendung von Ihrem Geld. Manchmal reagieren Menschen vielleicht defensiv, wenn Sie ihnen sagen, dass ein "Supplement", das sie seit vielen Jahren verwenden, eine totale Verschwendung von Zeit und Geld ist. Aber denken Sie daran, ich gebe Ihnen meine Einsicht, um Ihnen zu helfen, Ihr hart verdientes Geld in etwas Nützlicheres zu investieren.

Proteinpulver und Pre-Workouts

Proteinpulver und Nahrungsergänzungsmittel machen eine Milliarden-Dollar-Industrie aus und viele Unternehmen möchten wegen des Gewinns ein Teil davon sein. Dies kann dazu führen, dass viele Produkte auf den Markt kommen, die entweder nicht mehr so funktionieren, wie sie es behaupten, oder mit potenziellen Gesundheitsrisiken verbunden sind. Das ist nicht gut für unsere Zwecke und wird die drei Säulen nicht wie gewünscht entsprechen. Wir müssen diesen Fokus nutzen, um Gesundheit zu erhalten und zu halten. Wir brauchen es auch, um Muskelleistung, Heilung, Wachstum und unseren langfristigen Erfolg mit unseren Endzielen sicherzustellen.

DMAA

Dies ist eine Zutat, die im Allgemeinen in Pre-Workout-Pulver oder Pillen gefunden wird und mit vielen potenziellen Gesundheitsrisiken verbunden ist. Es kann Ihren Blutdruck und Ihre Herzfrequenz erhöhen. Andere Nebenwirkungen von DMAA sind wie folgt:

➢ Herzklopfen

> Ohnmacht
> Nierenversagen
> Leberversagen
> Herzstillstand

Kreatin

Dies ist eine natürliche Substanz, die vom Körper erzeugt wird und Energie spenden kann. Es kann jedoch Nebenwirkungen wie Dehydrierung, Muskelkrämpfe, Magenkrämpfe, Durchfall und Übelkeit (unter anderem) mit sich bringen.

Obwohl es von vielen Athleten verwendet wird, hören die meisten vor einem Wettkampf damit auf sie auf, da Kreatin Flüssigkeiten in die Muskeln fließen lässt - wodurch sie größer aussehen. Der Nachteil ist, dass sie die Definition verlieren und das Gewebe sich weich und unnatürlich anfühlen kann.

Proteinpulver

Diese können aus Sojaprotein, Erbsenprotein und am häufigsten von Molkenprotein hergestellt werden. Die meisten Produkte der großen Firmen können (wenn sie für ausgedehnte Perioden genommen werden), wirklich ernste Gesundheitsrisiken haben. Eine Forschungsstudie wurde durchgeführt, die zeigte, dass bestimmte Proteinpulver mit Spuren von besonders schädlichen Schwermetallen versetzt waren. Dazu gehörten Cadmium, Quecksilber und Arsen. Es ist die Einbeziehung dieser Substanzen, die dazu beitragen, dass sich Menschen bei längerem Gebrauch krank fühlen.
Eine einzelne Dosis Molkenprotein von 50 Gramm oder 30 Gramm pro Tag liegt innerhalb der Grenzen, aber viele Proteinpulver enthalten viel höhere Mengen als die

empfohlene Dosis. Einige gehen bis zu 50 Gramm und mehr pro Portion.

Nebenwirkungen von Molkenprotein können sein:

- ➢ Abnormale Herzrhythmen
- ➢ Veränderungen des Cholesterinspiegels und erhöhtes Diabetes-Risiko
- ➢ Nierenfunktionsstörungen und Leberschäden
- ➢ Magenprobleme einschließlich Blähungen, Verstopfung, Krämpfe, Gas und Durchfall
- ➢ Reduzierter Appetit
- ➢ Schwellung der Gliedmaßen und Bewegungsprobleme
- ➢ Kopfschmerzen und Übelkeit
- ➢ Erhöhtes Fraktur- oder Osteoporose-Risiko
- ➢ Eine Zunahme der Akne

Whey Protein kann auch den Blutzuckerspiegel senken und kann eine signifikante Wirkung auf Menschen mit Diabetes haben. Ein gutes Beispiel sind Menschen, die allergisch auf Milch reagieren. Da Molke ein Nebenprodukt bei der Herstellung von Käse ist, steht es in direktem Zusammenhang mit Molkereiprodukten und wird die gleichen Auswirkungen haben. Wenn Sie Proteinpulver im Großen und Ganzen betrachten, können sie vorteilhaft sein, wenn Sie die richtigen verwenden. Manchmal können sie aufgrund der benötigten Mengen Nebenwirkungen verursachen. Also, müssen Sie sicherstellen, dass Sie sie von einem seriösen Lieferanten kaufen. Es gibt auch die Zutaten, die nicht aufgeführt werden, die schädlich sein können, vor allem, wenn diese Pulver in Übersee produziert werden, wo es keine strengen Vorschriften für Herstellungsverfahren gibt. Wenn Sie die Richtigen kaufen, können sie erstaunlich nützlich sein und Ihre Ergebnisse beschleunigen!

Sojaprotein und Hormone

Sojaprotein ist nicht so beliebt wie Molkenprotein und trotzdem wird es in vielen Produkten verwendet. Obwohl einige Nebenwirkungen den Wirkungen von Molkenprotein ähnlich sein mögen, haben Produkte auf Sojabasis eine weitere mögliche Nebenwirkung, nämlich hormonelle Störung. Soja ist reich an Aminosäuren, die für die Funktion des Körpers essenziell sind, aber sie sind auch voll von Phytoöstrogen, dass das natürliche Östrogen nachahmt, welches im Körper gefunden werden kann. Dies kann Auswirkungen auf den Körper haben, da die endokrinen Systeme instabil werden. Hinzu kommt, dass fast 95 % der Sojaprodukte genetisch verändert sind. Es ist die Aufnahme von lächerlichen Mengen an Glyphosat, die zu diesem hormonellen Ungleichgewicht führen. Für Frauen ist das vielleicht nicht so ein Problem wie für Männer, denn Östrogen ist eher ein "weibliches" Hormon. Sojaprodukte dieser Art (wenn sie in großen Mengen und über längere Zeit konsumiert werden) können zu erektiler Dysfunktion führen. Die Libido wird gesenkt und Brüste können sich bei Männern bilden. Dies funktioniert ähnlich wie die Verwendung von Steroiden bei Frauen. Der Körper ist einer Veränderung in der chemischen Struktur und Ebenen ausgesetzt, die wirklich nichts mit den Funktionen des Körpers zu tun haben.

Steroide

Steroide sind synthetische Verbindungen, die versuchen, das körpereigene natürlich produzierte Testosteron nachzuahmen. Der Zweck von Testosteron ist es, sich an eine Zelle anzuheften und dann bei der Proteinsynthese zu helfen. Obwohl Steroide für medizinische Bedingungen verwendet werden, sind sie stark überwacht und in der Regel wird nur ein Steroid auf einmal verwenden. Wenn sie im Krafttraining verwendet werden, um die Erholungszeit und das Muskelwachstum zu verbessern, werden sie zwischen dem Zehnfachen und dem Hundertfachen der vorgeschriebenen Dosis verwendet. Bei vielen Gelegenheiten wird auch mehr als ein Steroid verwendet. Aufgrund der Stärke dieser Steroide gibt es viele schädliche Nebenwirkungen.

Steroidale Effekte auf bestimmte Körperstrukturen:

Gehirn

Aggressives Verhalten ist einer der wesentlichen Auswirkungen von hohen Testosteronspiegeln im Körper. Dies kann dazu führen, dass sich eine Person euphorisch, depressiv und paranoid fühlt und starke Stimmungsschwankungen hat.

Gesicht

Steroide halten Flüssigkeiten im Körper und ein Zeichen von Steroid-Missbrauch ist ein rundes und geschwollenes Gesicht. Bei Frauen zeigte ich eine Gesichtsbehaarung und eine tiefere Stimme.

Augen

Wenn eine Person Steroide über einen längeren Zeitraum verwendet, können sich erhebliche Augenprobleme entwickeln. Diese können Glaukom, Katarakt und allgemeine Augeninfektionen umfassen.

Haare

Bei Verwendung von Steroiden verengen sich die Haarfollikel. Dadurch beginnen beim Benutzer, Haare zu wachsen, welches dünner ist, und nach einer Weile sterben diese Follikel, die den Benutzer kahl werden lässt.

Herz

Da Steroide den Cholesterinspiegel erhöhen, kann die langfristige Einnahme von Steroiden zu Herz-Kreislauf-Erkrankungen führen. Der Blutdruck kann ansteigen und kann zu Blutgerinnseln führen und schließlich zu Herz- oder Schlaganfall-Problemen führen.

Nieren und Leber

Die Funktion der Nieren besteht darin, schädliche Abfälle aus dem Blut zu entfernen und den Salz- und Wasserspiegel im Körper zu regulieren. Orale Steroide behindern die Funktion der Nieren, sodass sie beim Versuch, das Blut zu reinigen, überlastet werden. Bei fortgesetzter Anwendung besteht die Möglichkeit, dass sich Nierensteine bilden können. Wie bei der Leber wird dies auch verwendet, um Giftstoffe aus dem Blut zu filtern. Ein Symptom von Leberschäden ist Gelbsucht, die die Vergilbung der Haut und der Augen hervorruft.

Impotenz

Wenn der Körper andere Testosteronquellen erhält, hört die natürliche Produktion auf. Dadurch können die Hoden schrumpfen, da sie nicht mehr benötigt werden. Bei längerem Gebrauch kann ein Benutzer ohnmächtig werden und nicht in der Lage sein, eine Erektion zu erreichen.

Fazit

Dies sind nur einige der Nebenwirkungen von Steroid-Anwendung und es ist leicht zu sehen, warum sie eine solche Gefahr für das menschliche Leben sind. Es ist viel besser, gesund mit den richtigen Ergänzungen zu essen und hart zu trainieren, um Ihr Ziel zu erreichen - ohne eines dieser großen Risiken. Sie werden auch sehen, dass Ihre Muskeldefinition ausgeglichener ist und natürlicher aussieht, als wenn Steroide verwendet worden wären. Einen großen Körper zu erreichen, braucht keine Steroide. Sie zielen nur darauf ab, die natürliche Funktion des Körpers noch viel schneller nachzubilden.

Einige andere unrühmliche Erwähnungen

Ich werde nicht sehr detailliert auf diese eingehen, aber hier ist ein kurzer Blick auf andere Ergänzungen und Füllstoffe, die Sie auf jeden Fall vermeiden sollten:

- HMB
- D-Ribose
- DHEA
- Methoxy
- Ecdysteron
- Myostatin-Inhibitoren
- Wachsmais (einschließlich anderer ähnlicher Kohlenhydratpulver nach dem Training)
- Chrom Picolinat
- Vanadylsulfat
- Proteinriegel von niedriger Qualität
- Wachstumshormon-Booster

Genetik

Viele Menschen benutzen ihre Genetik als Entschuldigung, um nicht den Körper zu erreichen, den sie begehren. Es sollte angemerkt werden, dass dies die Leute sind, die das Fitnessstudio einmal pro Woche oder alle zehn Tage besuchen. Es ist zu leicht, etwas anderes zu beschuldigen, als sich dem wahren Grund zu stellen. Faulheit und mangelnde Motivation sind hier die Hauptgründe. Es stimmt, dass ein Großteil unseres Körpertyps von unserer Genetik kommt und wir in einen von drei Körpertypen haben.

Ektomorphe sind groß und dünn und haben eine fettarme Speicherkapazität. Diese Körpertypen sind nicht dafür bekannt, Fett zu speichern und Muskeln aufzubauen. Mesomorphe haben einen mittleren Körpertyp, mit wenig Fett und breiten Schultern mit schmalen Taillen. Diese werden oft als "muskulös" bezeichnet und können Muskeln aufbauen, ohne Fett zu speichern. Endomorphe haben breite Taillen und große Knochenstrukturen. Dies wird als Fett verallgemeinert. Sie sammeln auch sehr leicht Fett an.

Schraubengenetik

Jeder Körper verbrennt Energie auf verschiedene Arten, die von unserem Körpertyp abhängig ist. Dies ist mehr als wahrscheinlich auf einer genetischen Ebene überliefert worden, aber es ist keine Entschuldigung dafür, dass dies dem gewünschten Körper im Weg steht. Ihre Ernährung ist verantwortlich für 50 % bis 60 % Ihres Erfolges, mit Ihrem Trainingsprogramm liegen Sie bei 20 % und weitere 20 % für den Schlaf. Um den gewünschten Körper zu bekommen, müssen Sie Ihre Ernährung und Ihr Trainingsregime anpassen. Genetik ist ein Teil von uns allen und davon kann man nicht wegkommen. Sie macht uns jedoch nicht zur Person, die wir sein wollen.

Das kontrollieren wir selbst, solange wir die Art und Weise ändern, wie wir es tun. Ich kann Ihnen aus Erfahrung sagen, dass Ihr Traumkörper sehr gut möglich ist. Es liegt an Ihnen, es zu erreichen, und ich weiß, Sie können es! Mit den drei Säulen und einer großen Hilfe von den richtigen Ergänzungen. Sie sind jeden Augenblick wert.

Einige Trainings-Tipps passend zu Ihrem Körpertyp

Wissen Sie, ob Sie ein Ectomorph, Endomorph oder Mesomorph sind? Es ist eine wichtige Frage, denn die Art von Körper, mit der Sie geboren wurden, kann einen großen Einfluss darauf haben, wie effektiv Ihr Training sein wird. Besonders auf lange Sicht. Und wenn Sie wissen, um welchen Typ es sich handelt, können Sie auf das Training abzielen und ein Trainingsprogramm entwickeln, das diesem entspricht, und Sie können sich auch auf einige fantastische Gains einstellen! Wir alle haben einzigartige Körpertypen. Einige von uns sind sehr dünn und manche sind mehr - natürlich auf der schwereren Seite. Sogar unsere Knochengröße und -struktur kann variieren, genauso wie unsere Stoffwechselrate und die Länge von Armen und Beinen. Aber wenn es darum geht, unseren gesamten Körper zu verbessern, ist es wichtig, dass Sie Ihre Variation der genetischen Merkmale einschließlich Ihres Körpertyps verstehen. Interessanterweise vermutete ein scharfsinniger Psychologe (W. H. Sheldon, der in den 1940er Jahren arbeitete), dass Menschen in drei grundlegende Körpertypen unterteilt werden können. Und obwohl nicht alle Individuen in einen einzigen Typ fallen, kann das

Verständnis dieser Unterschiede Ihnen helfen, ein Training zu entwickeln, das sicher für Ihren genetischen Typ und Ihre Merkmale optimiert ist. Also, hier sind die Grundlagen der drei wichtigsten Körpertypen, die gegeben wurden, gefolgt von einigen tollen Tipps, um das Training für jeden von ihnen anzupassen.

Skinny Ektomorph Typ

Wir alle kennen Menschen in dieser Art und Kategorie. Diejenigen, die in der Lage sind, alles zu essen, was sie wollen, wann immer sie wollen, ohne auch zusätzliches Gewicht bekommen? Nun, diese Leute sind wahrscheinlich ectomorphs. Sie sind von Natur aus schlank oder mager. Der Hauptnachteil dieses Typs ist, dass sie es außergewöhnlich schwierig haben, ihre Muskelmasse aufzubauen. Wie bei allen Typen ist die Größe allein kein All-und-End-Faktor. Tatsächlich werden die Arten durch eine Vielzahl von Anhäufungen bestimmt und umfassen Skelettanteile, Knochendichte und Metabolismus als Haupteingabefaktoren. Es kann jedoch (im Durchschnitt) vermutet werden, dass Ektomorphe in der Regel schmale Schultern, schlanke Hüften, schnellen Stoffwechsel und eine kleinere Knochenstruktur haben. Ihre Knie, Handgelenke und Knöchel sind normalerweise immer kleiner als der Durchschnitt.

Quadratischer endomorpher Typ

Endomorphe haben eine dichte Knochenstruktur und einen quadratischen Torso. Dies wird in der Regel durch eine breite Taille und größere Hüften betont. Bei diesem Typ sind die Gelenke oft dick und ihr Stoffwechsel ist in der Tat viel langsamer. Das Hinzufügen von Masse zu ihren Körpern ist für diesen Typ einfach. Ihr wirkliches Problem ist es, jeden Überschuss loszuwerden. Um schlank zu werden, müssen sie sehr gut und richtig essen, eine Menge Herz-Kreislauf-Übungen machen, um den Überschuss zu verbrennen.

Perfekter Mesomorph-Typ

Viele der größten Bodybuilder in der Geschichte sind von diesem Typ. Dieser Typ hat Knochenstrukturen, die natürlich das V-konische Aussehen bilden. Darüber hinaus sind sie ausgezeichnet, um erhöhte Bodybuilding-Masse zu unterstützen, und eine ansprechende Optik zu erzeugen. Darüber hinaus sind sie proportional in der Lage, sowohl die Muskelmasse als auch die Gelenkformationen mit Leichtigkeit zu betonen. Zum Glück ist dieser Körpertyp genetisch darauf ausgerichtet, Masse zu gewinnen und nicht Fett am Körper zu halten.

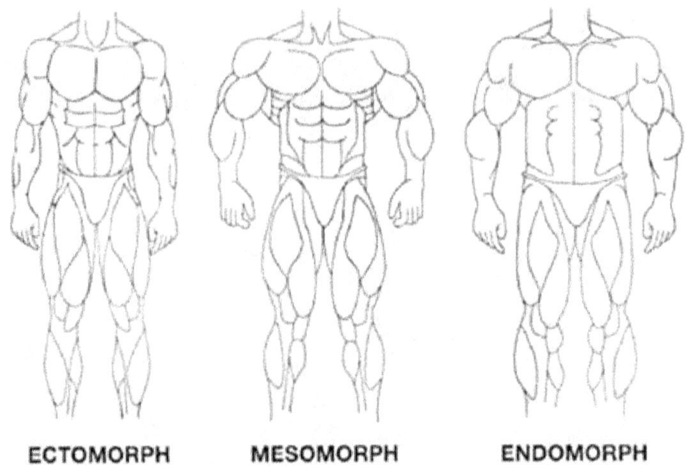

Kapitel 5: TRAINING MIT IHREM KÖRPERTYP

Die meisten Menschen sind nicht auf eine bestimmte Art des Körpertyps festgelegt. Sie sind möglicherweise nicht vollständig ectomorph, endomorph oder mesomorph. Jetzt denken Sie sich sicher, dass es schwierig werden könnte. Mach Sie sich keine Sorgen, das wird es nicht! Es ist in Ordnung so und es besteht keine Notwendigkeit, in Panik zu geraten. Tatsächlich ist es so, dass ein Körpertyp der dominierende ist. Also arbeiten Sie mit dem, der am besten zu Ihnen passt.

Ektomorph-Training

Diese Typen müssen sehr vorsichtig sein, um nicht ins Übertraining zu kommen, und sicherstellen, dass sie sich eine maximale Zeit für Ruhe und Erholung erlauben. Eigentlich sollten Ektomorphe nicht länger als zwei Tage in Folge trainieren. Der Stoffwechsel ist so ausgerichtet, dass dies am besten funktioniert. Darüber hinaus sollten die

Trainingseinheiten schnell und "sachlich" sein, anstatt lange, mühsame, übermütige Einheiten. Ein Zeitlimit von einer Stunde für jedes Training ist das Maximum, das benötigt wird. Darüber hinaus funktioniert auch der Fokus auf grundlegende, zusammengesetzte Bewegungen und Sätze innerhalb der 8-10 Wiederholungen gut. Dieser Typ sollte keine höheren Wiederholungen, Drop-Sets, Super-Sets oder andere intensive Stimulationen ausführen, die die Erholungszeit belasten. Es ist am besten, keine anderen körperlichen Aktivitäten hinzuzufügen (zusätzlich zu den Workouts), und es ist auch sehr wichtig, dass diese Typen so viel wie möglich zwischen den Zeiten ruhen. Insgesamt ist es zur Verbesserung der Muskelmasse wichtig, lange Cardio-Routinen zu vermeiden, da diese das Muskelgewebe abbauen können. Das Wichtigste ist, den größten Teil der Aufmerksamkeit auf die Erhaltung der Energie zu konzentrieren.

Endomorph-Training

Diese langsameren Stoffwechselarten profitieren gut von einem größeren (Gesamt-) Volumen und einer höheren Frequenz, wenn es um Training geht. Darüber hinaus ist es ratsam, ein konzentrierteres Cardiotraining zu machen.
Wenn sich dieser Typus auf schwerere Gewichte konzentriert, kann es sein, dass sie tatsächlich zusätzliches Fett ansammeln. Wenn das auf individueller Ebene kein Problem ist, können diese Typen den Kraftanstieg mit niedrigeren Wiederholungen und gezielterem Pausen zwischen den Sätzen steigern. Um nur auf das Bodybuilding zu zielen und weniger Körperfett zu haben, ist es wichtig, die Ruhezeiten kurz zu halten. Ein schnelleres Tempo wird mehr Kalorien verbrennen und die Aufnahme von Super-Sets und Drop-Sets sind hier auch empfohlen. In Übereinstimmung

mit einem 10-12 Wiederholungsbereich für die oberen Teile des Körpers und etwa 12-20 Wiederholungen für den unteren Körper. Für diesen Typus ist es auch wichtig, eine ausgewogene Mischung aus Misch- und Isolation Bewegungen durchzuführen. Übungen wie Kniebeugen und Kreuzheben helfen beim Stoffwechsel. Diese werden weit mehr Kalorien verbrennen als beispielsweise Übungen wie Beinstrecker oder Kabelfly's. Das Überspringen von Ruhetagen ist auch für diesen Typ von größter Bedeutung. Eigentlich sollte Cardio für Tage, an denen sie kein Krafttraining machen oder ins Fitnessstudio gehen, der Schwerpunkt sein.

Mesomorph-Training

Diese Typen können ein hartes und konsequentes Training machen. Und, wahrscheinlich werden sie spektakuläre Ergebnisse erzielen. In der Tat können sie länger trainieren und häufiger Muskelgruppen belasten, glücklicherweise - mit der Fähigkeit, größere Gewinne zu erzielen. Tatsächlich funktioniert das härtere Arbeiten erstaunlich gut für diese Typen.

Das Training darf auch gerne mal länger gehen, 1 Stunde bis zu 90-Minuten, und sie sollten aus einer Mischung aus Grundübungen und Isolationsbewegungen bestehen. Die Wiederholungen können zwischen dem (kleineren) 4-6 Bereich oder dem 15-20 Bereich liegen. Diese Typen können wirklich fantastische Fortschritte machen. In Bezug auf Cardio-Training sollten diese Typen das in Maßen tun.

Kapitel 6: GRUNDLEGENDE TRAININGSPRINZIPIEN

- Progressiver Widerstand
- Wiederholung
- Training bis zum Versagen
- Sätze
- Volle Bewegungsfreiheit
- Aufwärmen
- Krafttraining
- Ruhe zwischen den Sets
- Atmen
- Dehnung

Beim Krafttraining ist es unerlässlich, ein perfektes und abgerundetes Training zu haben. Diese folgenden Trainingsprinzipien zeigen, wie Sie am besten davon profitieren. Lassen Sie uns einen Blick darauf werfen.

Progressiver Widerstand

Ziel ist es, Muskeln in den schwächeren Bereichen des Körpers aufzubauen. Dies geschieht durch Erhöhen der Gewichte, welche bei bestimmten Übungen, bei jeder aufeinanderfolgenden Trainingseinheit verwendet werden. Ein gutes Beispiel dafür ist: In der ersten Woche des Trainings führen Sie Langhantelcurls mit 40 kg aus. Sie machen zehn Wiederholungen. Während der zweiten Trainingswoche würden Sie Ihre Gewichte auf 45 kg erhöhen. Und machen zehn Wiederholungen. Diese Art des Trainings arbeitet nach dem Überlastungsprinzip, bei dem sich unser Körper an die ausgeübte Übung anpasst. Die Vorteile zeigen sich nur dann, wenn die Belastung ständig erhöht wird und sich unser Körper an dieses neue Gewicht gewöhnt. Der Widerstandsteil ist definiert als die Belastung, die der Körper zur Kontraktion der Muskeln benötigt.

Wiederholungen

Je leichter das Gewicht ist, desto mehr Wiederholungen können Sie machen und je schwerer das Gewicht ist, desto weniger Wiederholungen können Sie machen. Es mag eine offensichtliche Erklärung sein, aber es hat eine Auswirkung auf bestimmte Übungen und wie sie Ihnen helfen können, vor allem wenn man sich die Trainingsintensität anschaut. Dies bedeutet in einfachen Worten, dass, je mehr Wiederholungen Sie mit einem Gewicht heben, desto geringer ist Ihre Trainingsintensität. Und ebenfalls, je weniger Wiederholungen Sie ausführen können, desto höher ist Ihre Trainingsintensität. All dies kommt ins Spiel, da bestimmte Intensitätsgrade besser zum Erreichen Ihrer Ziele geeignet sind als andere.

- 5-8 Wiederholungen pro Satz = Stärke und Muskelgleichheit
- 8-10 Wiederholungen pro Satz = Muskel und etwas Stärke
- 10-12 Wiederholungen pro Satz = Muskel und etwas Ausdauer
- 12-15 Wiederholungen pro Satz = Ausdauer und etwas Muskelaufbau

Training bis zum Muskelversagen

Training bis zum Muskelversagen ist die Wiederholung einer Übung bis zu einem Punkt, an dem Ihr Körper keine Wiederholung mehr machen kann. Diese Form des Trainierens hilft bei der Induktion des maximalen Muskelwachstums aufgrund eines Anstiegs von Blut, das in diesen Bereich gepumpt wird. Wenn Sie Anfänger sind, sollten Sie das Training bis zum Versagen vermeiden, da es schädliche Auswirkungen auf Ihren Körper haben kann. Es ist an diesem Punkt, wohl ratsam, mit weniger Wiederholungen zu beginnen, bis Sie sich an das Training gewöhnt haben. Es ist nicht die physische Seite der Übungen, die diesen Ratschlag bestimmt. Es ist eine Tatsache, dass Anfänger beim Training, minderwertige Techniken verwenden, was ihren Gesamtfortschritt behindert. Zu den Vorteilen vom Training bis zum Muskelversagen, gehören das Anheben der Kraft, das Überwinden von Trainingsplateaus und das Erreichen der ultimativen Pumpleistung und des maximalen Wachstums. Es wird für mittlere (und höhere) Fitnessniveaus verwendet.

Sätze

Im Allgemeinen besteht ein Satz aus einer Anzahl von Wiederholungen. Es gibt jedoch viele Arten von Sets, die Sie für eine bestimmte Übung ausführen können. Wenn Sie ein Programm erstellen, müssen Sie entscheiden, wie viele Sets Sie ausführen möchten und wie viele Wiederholungen in jedem Set enthalten sind.

Straight Sets

Diese werden von Anfängern durchgeführt, wobei die Sätze und die Wiederholungen gleich sind, ohne dass sich das Gewicht ändert.

Zusammengesetzte Sätze

Diese bestehen aus zwei Übungen für die gleiche Gruppe von Muskeln.

Super Sets

Diese bestehen aus zwei Übungen, die auf zwei gegnerische Muskelgruppen zielen.

Tri-Sets

Hier werden nacheinander drei Übungen ohne Pause durchgeführt.

Giantsets

Dies ist eine Serie von vier bis sechs Übungen, die mit wenig Pause zwischen den Übungen ausgeführt werden, obwohl zwischen den Sätzen ein paar Minuten Pause liegen.

Drop-Sets

Mit diesem Set-Typ beginnen Sie mit schwereren Gewichten und niedrigen Wiederholungszahlen und senken dann das Gewicht und führen die Wiederholungen bis zum Versagen durch.

Volle Bewegungsumfang

Ein voller Bewegungsumfang ist der Bewegungsablauf so weit wie es in einer Übung möglich ist. Dies kommt dem Körper zugute, besonders wenn Sie einen Muskel maximal trainieren möchten. Somit können Sie den ganzen Muskel und nicht nur einen Teil davon trainieren. Der volle Bewegungsumfang ermöglicht dabei eine bessere Balance im Muskel, dauerhafte Stabilität in den Gelenken und die Verbesserung Ihrer Bewegungsqualität. Diese Art zu trainieren ist wichtig, wenn Sie außerhalb des Fitnessstudios nicht die volle Bewegungsfreiheit haben. Viele Büroangestellte sitzen hinter einem Schreibtisch und haben im Laufe des Tages nur eingeschränkte Bewegungsfreiheit. Dies führt zu Steifigkeit in den Gelenken und dann zu Muskelkater aufgrund mangelnder Bewegung.

Aufwärmen

Dies ist einer der wichtigsten Schritte eines jeden Krafttrainingsprogramm, das Sie tun können. Wenn Sie sich gut aufwärmen, können Sie Verletzungen verhindern und verbeugen. Regelmäßiges statisches Dehnen während des Aufwärmens kann Ihre Muskeln von der dringend benötigten Kraft befreien, wenn Sie zum Heben kommen. Es ist viel vorteilhafter, dynamische Aufwärmübungen durchzuführen. Ein gutes dynamisches Aufwärmen kann aus Folgendem bestehen:

> - 2-3 Minuten Springseil
> - 20 Körpergewicht Kniebeugen
> - 10 Hüftextensions
> - 10-20 Liegestütze
> - 5 Ausfallschritte (für jedes Bein)

> ➤ 10 vordere Beinschwünge (für jedes Bein)
> ➤ 10 Seitenbeinschaukeln (für jedes Bein)
> ➤ 50 Hampelmänner

Als Teil Ihres Aufwärmens können Sie die Lang- und Kurzhanteln verwenden. Dadurch wird Ihr Körper für die Bewegungen vorbereitet, die Sie ausführen werden.

Pausen zwischen den Sets

Dies hängt von Ihren Zielen ab. Egal, ob Sie stärker, muskulöser sein möchten oder eine Steigerung der Ausdauer wünschen. Sie können nur ein Ziel auf einmal verfolgen. Entscheiden Sie sich für ein Ziel, immer eins, nachdem anderen, oder wie man so schön sagt: Eins, nachdem anderem.

Krafttraining

Wenn Sie auf Stärke trainieren, empfiehlt es sich, drei bis fünf Minuten zwischen den Sätzen zu ruhen. Dadurch kann der Körper das ATP-PC-System neu laden. Dies ist die Fähigkeit des oxidativen Systems, Fette, Kohlenhydrate und Protein als Brennstoff zu verwenden. Dadurch können Sie mehr Gewicht heben und Sie können in kürzerer Zeit stärker werden.

Hypertrophisches Training

Wenn Sie schneller größer werden möchten, ruhen Sie sich für ein bis zwei Minuten zwischen den Sätzen aus. Diese kürzeren Ruhezeiten führen zu einer Steigerung des Blutflusses und der Laktat Produktion in Ihren Zielmuskeln.

Ausdauer Training

Wenn Sie Ausdauer trainieren möchten, sollten Sie nur zwischen fünfundvierzig Sekunden und zwei Minuten Pause machen. Dies hilft den Muskeln, gegen die Ermüdung zu widerstehen, da Ihr Körper in der Lage ist, Milchsäure effizienter zu neutralisieren.

Atmung

Wenn Sie richtig während des Trainings atmen, kann es helfen, die Bauchkraft zu erhöhen, welches wiederum die Erholungszeit zwischen Trainingssets verbessert. Die richtige Art zu atmen ist das Einatmen, während Sie den exzentrischen Teil der Übung ausführen und während des konzentrischen Teils der Übung ausatmen. Die Stabilität wird verbessert, wenn Sie angemessen atmen, weil sich Ihre Bauchmuskeln anspannen. Diese zusätzliche Stabilität beim Anspannen der Bauchmuskeln hilft dabei, mehr Kalorien zu verbrennen und mehr Gewicht zu bewegen. Atmung ist auch wichtig für Entspannung und Erholung. Wenn Sie schwer atmen, werden Sie bemerken, dass Sie in die Brust atmen. Wenn Sie eher in den Bauch statt in die Brust atmen, können Sie viel tiefere Atemzüge nehmen, die bei der Erholung helfen.

Dehnen ist nicht nur bei Ihren Aufwärmübungen wichtig, sondern kann auch dazu beitragen, Kraft, Geschwindigkeit und Muskelwachstum zu steigern. Es kann auch zu einer schnelleren Genesungszeit beitragen. Um das Muskelwachstum durch Dehnung zu unterstützen, sollten Sie diese Dehnungen nicht während des Trainings durchführen (eher vorher oder nachher). Bei intensiver Dehnung sollten Sie nur soweit gehen, bis Sie einen Schmerz verspüren. Wenn Sie diesen schmerzhaften Punkt erreicht haben und es für 60 Sekunden gehalten haben, achten Sie darauf, Ihre Muskeln sehr langsam zu entspannen. Dies verhindert Verletzungen. Hypertrophie (erhöhter Skelettmuskel) kann mit dem Gebrauch von Dehnübungen erhöht werden, hauptsächlich, weil es Wachstumsfaktoren in den Muskeln freisetzt.

Kapitel 7: WIE DIE ERNÄHRUNG IHR TRAINING BEEINFLUSST

TRAINING FÖRDERT MUSKELWACHSTUM. Aber für dieses Training braucht Ihr Körper eine anständige und effiziente Menge an Energie und genug von der richtigen Art von Lebensmitteln, um den vollen Nutzen aus Ihren/m Trainingsprogramm/en zu bekommen. Die Quelle der richtigen Energie ist die Rolle, die die Ernährung in der anabolen Funktion spielt. Ernährung kann Ihnen helfen, schlank, gesund und muskulös zu bleiben. In der Tat, zu verstehen, wie viel und welche Arten von Lebensmitteln für das bestmögliche Ergebnis zu essen, ist von größter Bedeutung. Per Definition ist das Erlernen der

Grundnährstoffe, die verfügbar sind, und das bestimmen, wie viel von jedem von ihnen benötigt wird, für das Ergebnis entscheidend. Richtige Ernährung betrifft auch die Verwendung des richtigen Proteins, ausgezeichnete Vitamine, lebenswichtige Mineralien und andere Ergänzungen. Zu wissen, wie man nicht nur größer und stärker wird, sondern auch gesund bleibt. Denn eine gute Ernährung unterstützt das Immunsystem und fördert die langfristige Gesundheit. Zu den Vorteilen einer guten Ernährung gehören außerdem: Verbesserung der Regenerationszeit, hervorragende Haut, ausgezeichnete Leberfunktion und gute innere Organe. Jetzt können wir verstehen, wie wichtig die grundlegenden Prinzipien der Ernährung sind. Sie unterstützen die richtigen Prinzipien jedes Trainingsregimes. Ja, Ernährung ist absolut notwendig, um einen starken, gesunden, attraktiven Körper zu formen. Und sollte genauso wichtig wie Ihr Training sein. Wussten Sie, dass Bewegung eine Nachfrage nach Nährstoffen schafft? Und die Arten von Nährstoffen, die Sie zur Verfügung stellen, ist ein wichtiger, schädlicher Faktor bei der Herstellung der Art von Ergebnissen, die Sie wollen. Besonders langfristig. Der Hauptzweck der Ernährung im Bodybuilding ist es, Ihnen zu helfen, Muskeln aufzubauen und auch Fett zu verlieren. Viele populäre Diäten sind mit dem Verlust des gesamten Körpergewichts beschäftigt, aber viele von ihnen führen dazu, viel zu viel Muskelgewebe sowie gespeichertes Körperfett zu verlieren. Manche Menschen hungern halb, um maximale Vaskularität zu erreichen, aber das wird nicht funktionieren. Bitte machen Sie das nicht. Ihr Körper kann nicht gedeihen, wenn er ausgehungert ist. Lassen Sie uns jetzt einige Grundlagen besprechen.

<u>Die wichtigsten Grundlagen</u>

Die 4 Grundnährstoffe, die als Makronährstoffe bekannt sind, sind:

1. Protein

Protein besteht aus verschiedenen Arten von Aminosäuren und bildet die Bausteine für Muskelgewebe. Protein ist ein Bestandteil für alle Organe und es ist auch wichtig, für die Strukturen der Haut, der Knochen, der Sehnen und ist zusätzlich an vielen Körperfunktionen beteiligt (weil alle Enzyme Proteine sind).

2. Kohlenhydrate

Kohlenhydrate geben uns den dringend benötigten Treibstoff für Energie. Sie bestehen aus einer Vielzahl von weniger komplexen oder komplexeren Zucker- und Stärke Molekülen.

3. Fette (oder Öle)

Fette (oder Öle) sind die Nährstoffe, die die dichtesten Energiespeicher enthalten.

4. Wasser

Wasser ist auch ein lebenswichtiger Nährstoff. Es macht tatsächlich satte 72 % der Muskeln im Körper aus.

Der Zweck einer richtigen Ernährung im Bodybuilding ist, Ihnen zu helfen, Muskel zu gewinnen und auch Fett zu verlieren. Manche Menschen fangen an zu hungern, um maximale Definitionen zu erreichen. Tun Sie das nicht, es ist unnötig und sehr, sehr gefährlich für Ihre Gesundheit.

Ektomorph

Ektomorphe haben einen schnellen Stoffwechsel. Sie neigen dazu, Nahrung leicht und schnell in Energie zu verwandeln. Dieser Typ Mensch muss viel Protein essen und auch die Kalorienzufuhr insgesamt erhöhen. Wenn sie mehr Kalorien benötigen, profitieren sie oft von den überschüssigem Fett in ihrer Ernährung im Vergleich zu den anderen beiden Körpertypen.

Mesomorphe

Mesomorphe sind muskulös und gut gebaut mit einem hohen Stoffwechsel und sehr reaktionsfreudigen Muskelzellen. Diese Körpertypen verwandeln Nahrung leicht in Muskeln. Sie brauchen eine deutliche Menge an Proteine für Muskelerhaltung und -entwicklung. Diese Arten können eine relativ normale Anzahl an Kalorien verzehren, weil sie Fett effektiv verbrennen können.

Endomorphs

Endomorphe haben einen langsameren Stoffwechsel und eine größere Anzahl von Fettzellen. Darüber hinaus haben diese Typen auch eine starke Neigung, aufgenommene Nahrung in Körperfett umzuwandeln, das gespeichert wird. Sie müssen genug Proteine zu sich nehmen und müssen ihre Kalorienzufuhr auf ein Minimum beschränken, um nicht mehr Fett zu speichern. Es ist wichtig, dass sie sicherstellen, dass nur 20 % der Kalorien aus einer Fettquelle stammen.

Etwa 20 % der Endomorphen haben eine geringere Schilddrüsenproduktion als normal, was das Problem noch verstärkt. Diese Typen müssen auch härter arbeiten, um schlank und definiert zu bleiben. Doch sie haben den Vorteil, besonders effektiv Muskeln aufzubauen. Sie sind also genau das Gegenteil von Ektomorphe.

Super Shakes für Bodybuilding

Jeder erfahrene Fitness-Veteran wird Ihnen sagen, dass, wenn es darum geht, die besten Kalorien zu erhalten, nichts lebensfähiger ist als ein qualitativ hochwertiges Vollwert-Essen. Wenn Sie größer werden wollen, ist es eine bekannte Tatsache, dass Sie groß essen müssen!

Die vollen Vorteile, die ein proteinverpackter Shake bieten kann, sind unübertroffen. Sie sind voll von hochwertigem Protein und vollgepackt mit Nährstoffen und gesunden Kalorien. Sie werden auch schneller vom Körper aufgenommen als eine vollständige Mahlzeit. Bei korrekter Anwendung helfen ein oder zwei dieser Shakes über den Tag verteilt, Ihre gewünschten Ziele schnell zu erreichen.

Proteinreiche Snacks

Edamame

Vollgepackt mit Protein und vielen komplexen Kohlenhydraten und Fett, um Ihnen einen lang anhaltenden Energieschub zu geben. Sojabohnen sind auch voll von Folsäure, Vitamin K, Magnesium und Eisen.

Kürbiskerne

Kürbiskerne enthalten 7 Gramm Protein pro Portion, was sehr viel ist, wenn man ihre Größe betrachtet. Sie enthalten keinen Zucker und sind eine gute Ergänzung zu Salaten, Haferflocken, Joghurts oder Hüttenkäse.

Pochierter Fisch

Die Proteine werden Sie viel länger sättigen, wenn sie mit Fetten oder Ballaststoffen gemischt werden. Versuchen Sie, etwas Guacamole in den Beutel zu geben, da er beides enthält.

Hart gekochte Eier

Eier sind bekannt dafür, reich an BCAAs zu sein, die beim Muskelaufbau helfen können. Außerdem sind sie mit Omega-3 angereichert, welches die besten Quellen für das Gehirn sind.

Köstliche Suppen

Studien zeigen immer wieder, dass, wenn die Gäste vor der Hauptmahlzeit kalorienarme Suppen auf Gemüsebasis zu sich nehmen, sie durchschnittlich bis zu 20 % weniger Kalorien pro Mahlzeit zu sich nehmen können. Der Grund ist ziemlich einfach. Die Bauschigkeit der Suppe füllt den Magen, sodass wir am Ende erheblich weniger essen können. Dies ist auch ernährungsphysiologisch vorteilhaft, da alle im Gemüse enthaltenen Nährstoffe auch Vitamine wie Vitamin B, C, K und Ballaststoffe uns zugutekommt.

Außerdem enthalten sie eine vollständige Palette an Mineralien, die bei der Regulierung des Verdauungstraktes hilft. Dies stellt auch sicher, dass wir die dringend benötigten lebenswichtigen Nährstoffe, die wir täglich für eine gute Gesundheit und Funktion benötigen, auf zellulärer, metabolischer Ebene bekommen. Das Essen von Suppen kann auch einen zusätzlichen Vorteil haben, wenn man sie vom Standpunkt der Gewichts- und Flüssigkeitsretention betrachtet. Suppen, die hauptsächlich aus Lauch, Zwiebeln und Sellerie bestehen, sind mit dem Mineral Kalium angereichert. Kalium hilft dabei, überschüssiges Natrium (Salz) zu binden, und es hilft dem Körper, es von überschüssiger Flüssigkeit zu befreien.

Eine große Anzahl von uns trägt zurückgehaltene Flüssigkeit und wir fühlen uns regelmäßig aufgebläht, was (leider) auf eine salzreiche Ernährung und mangelnde Aktivität zurückzuführen ist. Während die Mahlzeiten mit kalorienarmen Gemüsesuppen angereichert werden können, ist ein regelmäßiger Verzehr eine fantastische Möglichkeit, die Ernährung insgesamt aufzufüllen, besonders für diejenigen, die schnell ein paar Kilos abwerfen möchten. Und der Ersatz des Abendessens durch Gemüsesuppen ist definitiv eine sichere und gesunde Art, dies zu erreichen. Der niedrige Energiegehalt von Suppen hilft dabei, den Gesamtkaloriengehalt gering zu halten.

Ofen geröstete Tomatensuppe

Zutaten:

- 10 große Tomaten - in Viertel schneiden
- 1 Esslöffel natives Olivenöl
- 1/2 Teelöffel koscheres Salz
- 1/4 Teelöffel gemahlener schwarzer Pfeffer
- 1/4 Tasse Balsamico-Essig
- 2 Tassen Gemüsebrühe – Natriumarm
- 1/2 Tasse Magermilch
- 2 Esslöffel Honig
- 1/4 Tasse frischem Basilikum, grob gehackt
- Parmesankäse - gerieben zum Bestreuen

Zubereitung:

- Den Ofen auf 200 Grad vorheizen und ein Backblech mit Folie auslegen. Die Tomaten in einer gleichmäßigen Schicht verteilen.
- Mit Olivenöl und dem Balsamico beträufeln. Mit Salz und Pfeffer bestreuen.
- Braten Sie etwa 30 bis 35 Minuten oder bis die Tomaten ein wenig an den Rändern verkohlen.
- Nach dem Garen fügen Sie die Tomaten in kleinen Behälter zu einem Mixer hinzu und pürieren Sie sie.
- Fügen Sie den Tomaten Wasser hinzu, wenn die Mischung zu dickflüssig wird.
- Gießen Sie die gemischten Tomaten in einen großen Schmortopf.
- Bei niedriger bis mittlerer Hitze Gemüsebrühe, Magermilch und Honig hinzufügen.
- Mischen Sie und fügen Sie die gemischten Tomaten in die Pfanne.

- Rühren, während die Mischung zum Kochen gebracht wird. Abdecken und weitere 10 Minuten köcheln lassen.
- In Servierschalen teilen und Basilikum zum Garnieren bestreuen.
- Wenn gewünscht, geriebenen Parmesan bestreuen.

Langsam gekochte Minestrone Suppe

Zutaten:

- 6 Tassen Gemüsebrühe – natriumarm
- 1 (400 g) Dose passierte Tomaten - Natriumarm
- 1 (400 g) Dose Tomatenwürfel - Natriumarm
- 1 (400 g) Dose Kidney-Bohnen - gespült und abgelassen
- 1 mittelgroße Zwiebel - gewürfelt
- 1 Tasse Sellerie - klein gewürfelt
- 1 Tasse Karotte - klein gewürfelt
- 1 Tasse frische grüne Bohnen – in Scheiben schneiden
- 6 Knoblauchzehen - gehackt
- 2 Teelöffel getrockneten Oregano
- 1 Teelöffel getrocknetes Basilikum
- 1 Teelöffel getrockneter Thymian
- 1/2 Teelöffel koscheres Salz
- 1/2 Tasse Vollkorn-Macaroni Pasta
- 1 kleine Zucchini, in Würfel geschnitten
- 3 Tassen Grünkohl, gewaschen und grob gehackt
- 1/2 Tasse Parmesan - gerieben
- 2 Esslöffel frisches Basilikum, grob gehackt zum Garnieren

<u>**Zubereitung:**</u>

- Fügen Sie alle Zutaten zu einem Slowcooker hinzu, ausgenommen Nudeln, Zucchini, Grünkohl, Parmesan und frisches Basilikum.
- Kochen Sie 6 Stunden lang bei niedriger oder 4 Stunden bei hoher Temperatur.
- Nach dem Garen die Nudeln, die Zucchini Würfel und den Grünkohl hinzufügen. Kochen Sie eine weitere Stunde, bis die Pasta weich ist.
- In Servierschalen teilen und mit geriebenem Parmesan bestreuen.
- Mit frischem Basilikum belegen.

<u>Langsam gekochte Linsensuppe</u>

<u>**Zutaten:**</u>

- 1 Tasse grüne Linsen - abgespült und abgetropft
- 1/2 Tasse rote Zwiebel - klein gehackt
- 5 Tassen Gemüsebrühe - Natriumarm
- 1/2 Tasse Sellerie - klein geschnitten
- 1/2 Tasse Karotte - geschält und klein geschnitten
- 1 kleine Süßkartoffel - geschält und klein geschnitten
- 4 Knoblauchzehen - gehackt
- 1/2 Teelöffel gemahlener Kreuzkümmel
- 1/2 Zitrone für die Schale
- 2 Teelöffel Zitronensaft - 1/2 Zitrone
- 2 Esslöffel getrockneter Oregano
- 2 Esslöffel Tomatenmark
- 3 Tassen frischer Baby-Spinat - gewaschen und abgetropft

<u>**Zubereitung:**</u>

- Alle Zutaten außer der Tomatenpaste und dem Babyspinat in einen Slow Cooker geben.
- Kochen Sie 6 Stunden lang bei niedriger oder 4 Stunden bei hoher Temperatur.
- Sobald die Linsen weich sind, fügen Sie den Tomatenmark, den Spinat unter Rühren hinzu. Bedecken und kochen Sie für weitere 20 Minuten oder bis der Spinat verwelkt ist.

<u>Brokkolicremesuppe</u>

<u>**Zutaten:**</u>

- 1 großer Kopf Brokkoli - in Röschen gebrochen
- 3 Tassen Gemüsebrühe - Natriumarm
- 1/4 Teelöffel koscheres Salz
- 1/2 Teelöffel schwarzer Pfeffer - gemahlen
- 1 Tasse Kokosnussmilch

<u>**Zubereitung:**</u>

- Brokkoli 10 Minuten oder bis zum Anbraten dämpfen. Die gedünsteten Röschen (1/2 Tasse) und beiseitestellen.
- Die ersten 4 Zutaten (in der angegebenen Reihenfolge) in einem Mixer geben. Reservieren Sie die 1/2 Tasse gehackte Röschen für später. Mischen Sie, bis Sie eine cremige Konsistenz haben.
- Gießen Sie die Suppe in einen mittelgroßen Schmortopf und fügen Sie die restlichen 1/2 Tasse gehackten Brokkoli hinzu. Fügen Sie die Kokosmilch

hinzu und erhitzen Sie sie bei mittlerer Hitze, bis sie durchgewärmt ist.

- Vollkorncroutons können auf Wunsch zum Garnieren verwendet werden.

Protein Pfannkuchen, Crêpes & Inspirationen

Inspirierende Desserts sind eines der Dinge, die Sie zu jeder Tageszeit essen können.

Banana Fluff Pancakes:

Zutaten:

- 2 Kugeln Proteinpulver – Vanillegeschmack
- 2 große Eier - Freilandhaltung
- 1 große Banane
- 1/8 Teelöffel Zimt
- 1/4 Teelöffel Backpulver
- 1/4 Teelöffel koscheres Salz
- Kokosnussöl - zum Kochen

Zubereitung:

- In eine mittlere Rührschüssel geben Sie das Eiweiß und schlagen Sie es, bis sich weiche Spitzen bilden. Etwa 2 Minuten sollten ausreichen.
- In einer zweiten Rührschüssel die restlichen Zutaten zum Eigelb geben und glatt schlagen.
- Geben Sie 1/3 des Eiweiß in die Mischung aus Banane und Eigelb, verrühren bis es gut gemischt ist.

Wiederholen (Stück für Stück) Sie es, bis das ganze Eiweiß gut eingearbeitet sind.

- Erhitzen Sie eine Pfanne bei mittlerer Hitze, fügen Sie Kokosöl hinzu und geben Sie dann 2 Esslöffel Teig heraus.
- 45 Sekunden kochen oder bis die Ränder braun sind, dann den Pfannkuchen wenden und ca. 30-45 Sekunden auf der zweiten Seite garen.

X3 Mandelmehl Pfannkuchen

Zutaten:

- 1 1/2 Tassen blanchiertes Mandelmehl
- 3 große Eier – Freilandhaltung
- 1 mittelgroße Banane – reif
- 1 Teelöffel Backpulver
- Kokosnussöl - zum Kochen
- Beeren und / oder Mandelbutter zum Garnieren (optional)

Zubereitung:

- Alle Zutaten in einen Mixer geben und vermischen, bis sich ein dicker, weicher Teig bildet.
- Erhitzen Sie eine Pfanne bei mittlerer Hitze, fügen Sie Kokosöl hinzu und geben Sie dann 2 Esslöffel Teig heraus.
- Etwa 2 Minuten kochen oder bis die Ränder braun sind, dann den Pfannkuchen wenden und die zweite Seite kochen, bis sie durchgebraten und durchgekocht sind.

Spinat-Protein-Waffeln

Zutaten:
- 1 großes Ei – Freilandhaltung
- 1/3 Tasse griechischer Joghurt - einfach und fettfrei
- 1 Handvoll Spinat - gewaschen und getrocknet
- 1/3 einer Tasse Haferflocken
- 1/2 Packung Süßstoffpulver
- Kokosnussöl - zum Kochen

Zubereitung:
- Alle Zutaten in einen Mixer geben und vermischen, bis sich ein dicker, weicher Teig bildet.
- Ein Waffeleisen einstecken und erhitzen.
- Den ganzen Teig in das erhitzte Waffeleisen geben und schließen.
- Etwa 5 Minuten kochen lassen oder bis es nicht mehr dampft. Waffel sollte leicht goldbraun sein.

Erdnussbutter 3-Zutaten Pfannkuchen

Zutaten:
- 1 mittelgroße Banane – reif
- 2 große Eier – Freilandhaltung
- 2 Esslöffel Erdnussmehl
- Kokosnussöl - zum Kochen

Soße:
- 1 Esslöffel Erdnussmehl
- 1 1/2 Esslöffel Mandelmilch

Zubereitung:
- Die ersten 3 Zutaten in einen Mixer geben und vermischen, bis sich ein dicker, glatter Teig bildet.

- Erhitzen Sie eine Pfanne bei mittlerer Hitze, fügen Sie Kokosöl hinzu und geben Sie dann 2 Esslöffel Teig heraus.
- Etwa 2 Minuten kochen oder bis die Ränder braun sind, dann den Pfannkuchen wenden und die zweite Seite kochen, bis sie durchgebraten und durchgekocht sind.
- Fügen Sie das Erdnussmehl mit den 1 1/2 Esslöffel Mandelmilch hinzu und mischen Sie es zu einer dicken Konsistenz. Gießen Sie die Soße über die gekochten Pfannkuchen.

Das sind alle erstaunlichen Rezepte ... Ich hoffe Sie werden sie so lieben, wie ich es tue. Machen Sie sich auf eine Geschmacks Explosion gefasst und nicht vergessen, GENIEßEN SIE ES! ;)

Kapitel 8: DAS 6-PACK UND DIE WISSENSCHAFT DAHINTER

Während ich im vorigen Kapitel über die Wichtigkeit der Ernährung gesprochen habe, ist es nur natürlich, dass wir im nächsten Kapitel über die Bauchmuskeln sprechen. Der Spruch "Abs werden in der Küche gemacht!" enthält tatsächlich eine Menge Wahrheit und wir alle haben es schon einmal gehört, aber nicht jeder glaubt es. Bevor Sie einen 6-Pack bekommen können, müssen Sie zuerst verstehen, wie Sie es aus wissenschaftlicher Sicht erreichen können. Lassen Sie uns zuerst verstehen, dass jeder eine Form eines 6-Packs hat. Sicher, es könnte versteckt oder anders geformt sein, aber die Menge der abdominalen Definition und die Qualität davon ist abhängig von ein paar einfachen Schlüsselvariablen:

Der Körperfettanteil

Dies ist die Gesamtmenge an Körperfett, die Ihr Körper hat. Für viele Menschen ist diese Zahl einfach zu hoch und Sie werden nie in der Lage sein, Ihren 6-Pack zu offenbaren, wenn dies nicht verringert wird. Sie können die besten (härtesten) Bauchmuskeln der Welt haben, aber wenn Ihr Körperfettgehalt zu hoch ist, werden Sie sie nie sehen können (noch sonst jemand).

Bauchmuskelmasse

Sobald Sie schlank genug geworden sind, können Sie zusätzliche Bauchmuskelarbeit leisten, und die erhöhte Bauchmuskelmasse führt zu einer Verbesserung der Bauchmuskeldefinition und -dicke.

Genetik und Abdominalstruktur

Manche Menschen neigen dazu, weniger Körperfett um ihren Bauch herum zu speichern, und es scheint, als hätten sie einige exzellente Ab-Genetik erhalten, was ihnen einen 6-Pack-Look verleiht. Aber keine Sorge, auch wenn das nicht nach Ihnen klingt, funktioniert mein System für alle Körpertypen.

Hartnäckige Bereiche und Körperfettspeicherung

Viele Menschen speichern überschüssiges Fett an ihrem Bauchbereich. Dies erfordert wiederum, dass sie sich ein wenig strenger ernähren müssen um das hartnäckige Fett um den Bauch (Bauch oder Kern) reduzieren zu können. Einige von Ihnen haben genügend Bauchmuskeln (Kern), alles was sie jetzt noch tun müssen, ist schlank genug zu werden, um sie sichtbar zu machen. Es gibt viele schlanke Athleten und Mitglieder der Öffentlichkeit, die nie ihre Bauchmuskeln trainieren, und trotzdem können wir immer noch sehen, dass sie großartige 6-Packs haben, besonders, wenn sie schlank genug sind. In diesem Kapitel werden wir lernen, dass unser Hauptanliegen ein allgemeiner Fettabbau und insbesondere Fettabbau in der Bauchregion sein sollte. Sobald Sie schlanker werden und Ihren 6er-Pack sehen können, können Sie einige Bauch-spezifische Workouts hinzufügen, um Ihre Bauchdichte und -dicke zu erhöhen.

Körperfettanteil: Wie viel ist erforderlich?

Männer: Bei einem Körperfettanteil unter 14 % können Männer ihren 6-Pack sehen. Doch unter 10 % Körperfett gibt es einen breiteren Cover-Modell-Look, sodass ein definierter 6-Pack hervorkommt, während auch die unteren Bauchmuskeln enthüllt werden.

Frau: Frauen neigen dazu, mehr Körperfett als Männer im Allgemeinen zu speichern. Sobald sie die 20-% -Marke erreicht haben, werden sie wahrscheinlich beginnen, Ihre ab-Kontur zu sehen. Dies kann sich bei der 16-% -Marke als weiter definiert und noch deutlicher herausstellen. Viele Frauen können unter 14 % Körperfett gehen, wenn sie die besten Trainingsmethoden verwenden, weil Fett um die Organe herum für den Schutz, besonders während der Geburt, gelagert wird, ist dies nicht empfehlenswert. Die universelle 10-%-Körperfettregel, die die meisten Einzelpersonen / Trainer unterstützen, ist perfekt. Sie können mehr oder weniger anstreben, je nachdem, wie Sie sich fühlen und was für Sie richtig erscheint. Wir werden uns ansehen, wie wir (später im Kapitel) die 10 % Körperfett erreichen können. Aufgrund der Tatsache, wie der Körper Fett speichert, können einige Männer (zum Beispiel) rund 12 % des Körperfettanteils mit großen sichtbaren Bauchmuskeln haben, während andere etwa 8 % Körperfett benötigen. Vieles davon hängt von der Genetik ab und wo sein Körper hartnäckiges Fett speichern könnte.

Für eine Reihe von Menschen sind es die Beine, während es bei anderen die Arme, Brust oder die Bauchmuskeln sind. Wir alle speichern es an unterschiedlichen festgelegten Orten ab. Wenn der größte Teil Ihres Fettes auf Ihrem Magen gespeichert ist und Sie feststellen, dass Sie in allen anderen Bereichen schlank sind, müssen Sie nur länger Diäten, um einen gutaussehenden 6-Pack zu erhalten. Bedauerlicherweise ist die Genetik etwas, was wir nicht manipulieren können. In diesem Sinne müssen wir uns bewusstwerden, was wir bereits haben und was wir tun müssen, um unsere Ziele zu erreichen. Die Trainings- und Diätpläne werden Ihnen bald einen Einblick geben.

Wir haben bereits angenommen, dass Sie ein tolles 6-Pack wollen. Paradoxerweise werde ich Ihnen tatsächlich empfehlen, dass Sie Ihre Bauchmuskelübungen minimieren. Ich weiß das klingt für Sie jetzt als, würden Sie einen Schritt zurück machen statt nach vorne, doch es macht Sinn, wenn Sie verstehen, dass der Haupteinschränkungsfaktor Ihr gesamtes Körperfett ist, und nicht Ihre Bauchmuskeln insgesamt. Wie wir festgestellt haben, haben Sie wahrscheinlich bereits eine dichte Masse an Bauchmuskeln, die nur auf Sie warten.

Aus diesem Grund müssen wir unser Körperfett so effizient und so schnell wie möglich verlieren. Um dies zu erreichen, müssen wir uns auf Trainingsroutinen konzentrieren, die Körperfett so schnell wie möglich verbrennen. Leider, weil der Kern eine kleinere Gruppe von Muskeln ist, ist es in der Realität nicht sehr effizient bei der Verbrennung von Körperfett. Dies gilt insbesondere im Vergleich zu anderen Trainingsformen wie Metabolic Resistance Training (MRT) und High Intensity Intervall Training (HIIT). Wenn wir 80 % unseres Fokus (Regime / Zeit) auf diese beiden Arten von Bewegung verlagern, kann Ihr Körper Fett 2-3-mal schneller verbrennen, anstatt zu versuchen, es durch das Ausführen vieler Core / Ab-Workouts zu tun. Dies erhöht die Geschwindigkeit, die Sie erreichen können, und auch den gewünschten Körperfettanteil, der benötigt wird, um Ihr 6-Pack zu zeigen.

Wie bereits erwähnt, sobald Sie anfangen, schlank zu werden und sich dem Punkt zu nähern, an dem Sie Ihren gewünschten Körperfettanteil erreicht haben, können Sie jetzt den eigentlichen Kern und den Bauch-spezifischen Stoff verwenden, um geschreddert zu bleiben. Schweres Widerstandraining zusammen mit MRT und HIIT sind weit überlegener, da sie während des Trainings eine höhere Anzahl an Kalorien verbrennen und gleichzeitig den Stoffwechsel für bis zu 48 Stunden steigern, selbst wenn das Training beendet ist. Dies bedeutet wiederum, dass Sie schneller abnehmen und Fett verbrennen können, auch nachdem Sie das Fitnessstudio verlassen haben. Wenn Sie gerne Ihre Bauchmuskeln trainieren oder wenn Sie Ihren Kern für zusätzliche gesundheitliche Vorteile trainieren möchten, ist dies in Ordnung, aber tun Sie es nur dreimal pro Woche, wie vorgeschlagen. Ich werde das etwas später im Kapitel erklären. Und stellen Sie sicher, dass es nicht an Ihren Ruhetagen ist.

Wenn Ihr primäres Ziel ist, Ihren gesamten Körperfettanteil zu reduzieren, dann wird auch Ihre Ernährung eine wesentliche Rolle spielen. Indem Sie gezielt auf Ihre Ernährung abzielen, können Sie effizient Körperfett verbrennen, dass dann Ihre Bauchmuskeln sichtbar macht und Ihnen den fantastischen 6-Pack-Look verleiht. Und eine Ernährung, die Sie mit Übung steigern können.

Wenn eine gesunde Ernährung mit den oben genannten Trainingsmethoden (HIIT und Widerstandstraining) kombiniert wird, werden Sie sehr bald Ergebnisse bemerken. Wenn Sie einen gut konzipierten, gesunden Gewichtsverlust / Ernährungsplan haben, werden Sie sehen, dass es ein paar wesentliche Variablen zu meistern gibt. Hier ein kurzer Überblick:

Eiweiß

Protein ist entscheidend, wenn es um das Fettverbrennen geht. Die Forschung zeigt, dass es helfen kann, die Gewichtsabnahme zu verdoppeln und gleichzeitig den hart erkämpften Muskel, den Sie bereits haben, zu schützen.

Gesamtkalorien

Gesamtkalorienaufnahme oder Energiebilanz ist auch zwingend erforderlich. Anfangs müssen Sie weniger Kalorien zu sich nehmen als Ihr Körper benötigt. Dies hilft dabei, Ihr gespeichertes Körperfett zu verbrennen. Als allgemeine Regel für schnelle Gewichtsabnahme schlage ich vor, dass Sie etwa 13 bis 15 Kalorien pro 500 g des gesamten Körpergewichts anvisieren. Für eine Person mit einem Gewicht von 90 kg entspricht dies 2300 bis 2700 Kalorien pro Tag.

Kapitel 9: ERSTAUNLICHE KRÄUTER FÜR DEN MUSKELAUFBAU

KRÄUTER werden dazu verwendet, um den Geschmack von Lebensmitteln zu verbessern. Heute nehmen rund ein Drittel aller Deutschen Kräuterpräparate, um ihre allgemeine Gesundheit zu verbessern. Zwischen 1994 und 1998 hat sich der Gesamtumsatz mit pflanzlichen Nahrungsergänzungsmitteln fast verdreifacht und von 1,6 Milliarden Dollar auf 4 Milliarden Dollar erhöht. Kräuter galten lange Zeit als überholte Arzneiformen. Sie wurden zugunsten der chemisch erzeugten und unnatürlichen Medizin zur Seite gedrängt. Eine große Anzahl von Menschen weiß nicht einmal, dass die Hälfte der heute verwendeten Medizin vom Menschen hergestellte Alternativen zu natürlichen pflanzlichen Substanzen ist. Ein gutes Beispiel ist Aspirin, das wenig mehr als ein chemisch repliziertes Salicin ist, eine Zutat, die aus der Rinde weißer Weiden stammt. Viele Medikamente sind aufgrund der Übernutzung und der ständigen Veränderung von

Krankheitserregern im Hinblick auf die Übernutzung dieser Medikamente wirkungslos. Die Öffentlichkeit wird sich auch der allzu realen Nebenwirkungen vieler dieser rezeptfreien und verschriebenen (verschreibungspflichtigen) Medikamente bewusst. Antazida ist eine der am häufigsten verwendeten. Diese frei verkäuflichen Medikamente sind verfügbar, obwohl sie Magenreizungen verursachen können, die wiederum dazu führen, dass Menschen auf schlimmere Verdauungsstörungen stoßen. Ein Teufelskreis. Tatsächlich geht es bei Medikamenten nicht mehr wirklich darum, Komplikationen abzuwenden oder die optimale Gesundheit eines Menschen zu unterstützen. Die gesamte Pharmaindustrie ist darauf ausgerichtet, Geld zu verdienen. Alles, was Sie tun müssen, ist den Fernseher einzuschalten und die Werbung von Arzneien zu beobachten, während sie auf den Bildschirm blitzt. Es ist, als wären sie nur weitere Schokoriegel. Heutzutage gibt es leider kaum einen Unterschied. Leider und auf globaler Ebene akzeptieren wir Krankheiten als unvermeidlich und viele Menschen sind mehr als glücklich, jeden Tag ein Aspirin einzunehmen, anstatt das zu tun, was zur Vorbeugung einer Krankheit erforderlich ist. Kräuter treten in den Hintergrund und werden sehr oft nicht beachtet, was hauptsächlich darauf zurückzuführen ist, dass sie nicht so profitabel sind, insbesondere im Vergleich zu bekannten Medikamenten.

Dies läuft darauf hinaus, dass Kräuter in der Natur vorkommen und nicht patentiert werden können. Es ist viel besser, ein Kraut zu nehmen und die Gesundheit zu verbessern, um eine Krankheit zu vermeiden, anstatt eine künstliche Droge/Medizin (mit Nebenwirkungen) zu nehmen, wenn Sie krank sind. Als Warnung für Ihre Sicherheit und bevor ich mich auf die Verwendung von Kräutern einlasse: Der Inhalt hier hat nicht die Absicht, das

A und O der Selbstdiagnose zu sein. Wie bei jedem Medikament gilt die gleiche Warnung bei der Einnahme von Kräutern. Sie sollten immer die Hilfe eines professionellen Gesundheitsdienstleisters suchen. Dies ist, um sicherzustellen, dass diese Kräuter nicht Ihre aktuellen Medikamente beeinflussen, oder etwas anderes, das zu Ihrem aktuellen Lebensstil hinzugefügt wird. Da ich kein praktizierender Arzt bin, wird dies als Informationsquelle für jeden geschrieben, der daran interessiert ist, mehr über die Vorteile von Kräutern zu erfahren und wie sie in einen gesunden Lebensstil für normale Menschen oder für Sportler als Verbesserung integriert werden können.

Was sind Kräuter?

Der Begriff "Kraut" wird wie folgt definiert:

1. *Eine samentragende Pflanze, die keinen verholzten Stiel hat und stirbt, nachdem sie geblüht hat.*
2. *Eine Pflanze mit Blättern, Samen oder Blüten, die zum Aromatisieren von Lebensmitteln, Parfums oder für medizinische Zwecke verwendet werden kann.*

Wir werden das Wort **"Kraut"** für jede pflanzliche Substanz verwenden, die als nützliche medizinische Hilfe verwendet werden kann. Wenn man sich die Zahlen ansieht, gibt es (in der Region) 380.000 dokumentierte bekannte Arten von Pflanzen, von denen mehr als ein paar hunderttausend noch zu entdecken sind. Das Potenzial für weitere wohltuende Kräuter ist immer noch enorm, wobei einige noch unentdeckt sind. Derzeit gibt es rund 260.000 Pflanzen, die als höhere Pflanzen bekannt sind. Diese Pflanzen enthalten Chlorophyll und erzeugen ihre Energie durch den Prozess der Photosynthese. Jede Pflanze, die aus dieser höheren Pflanzengruppe stammt, kann für medizinische Zwecke verwendet werden. Leider liegt die Anzahl der Pflanzen, die für ihre medizinischen Eigenschaften untersucht wurden, nur bei etwa zehn Prozent. Mit der Geschwindigkeit der Entwicklung in der Amazonas-Regenwald-Region werden mehr dieser Pflanzen zerstört, daher sind wir möglicherweise nicht in der Lage, den Wert einiger Pflanzen zu sehen. Wirkstoffe in pflanzlichen Ergänzungsmitteln können aus einem oder mehreren Pflanzenteilen stammen. Dies können die Wurzeln, Früchte, Rinde, Blätter, Blüten, Stängel und / oder die Samen sein.

Es gibt eine Reihe von Kräutern, die pharmakologische Eigenschaften aufweisen und von gezielter Therapie an bestimmten Organen reichen oder als Gesamttonikum mit vollständiger Beeinflussung des Körpers insgesamt eingesetzt werden können. Es gibt auch einige Kräuter wie Ginseng, der als Adaptogen bekannt ist. Der Ausdruck "Adaptogen" bezieht sich auf eine Pflanzensubstanz, die ganz natürlich ist und keine nachteiligen Nebenwirkungen hervorruft, selbst wenn sie in signifikanteren Mengen oder für längere Zeiträume konsumiert wird. Wie der Name schon sagt, hat ein Adaptogen eine allgemeine tonisierende Wirkung auf den menschlichen Körper. Sie helfen bei der Anpassung zahlreicher Arten von breit angelegten Stressoren.

Dies hilft, die Gesamteffizienz des internen Heilsystems zu erhöhen. Sie helfen auch, die Auswirkungen von Übertraining zu neutralisieren, während sie gleichzeitig schnelle Genesung und Wohlbefinden fördern. Persönliche Allergien sollten ebenfalls berücksichtigt werden. Es ist nicht gesagt, dass Sie sich keine Sorgen über Allergien machen sollten, wenn Sie z.B. mit einem frischen kulinarischen Kraut wie Basilikum oder Thymian arbeiten (1 Prozent der

Pflanzen sind bekannt, welches giftig sind), müssen Sie vorsichtig sein, was Sie einnehmen, und wie hoch die empfohlene Dosierung ist.

Es ist ratsam, daran zu denken, dass einige Kräuter sehr sicher sind, wenn sie für kurze Zeit eingenommen werden. Sie können jedoch bei längerem Gebrauch gefährlich werden. Sie sollten nur so lange wie nötig ein pflanzliches Heilmittel (Arzneimittel) verwenden, wobei Sie immer die Richtlinien des Herstellers befolgen sollten.

Kapseln und Tabletten

Zwei Drittel aller Kräuterzusatzverkäufe werden in Kapsel- und Tablettenform hergestellt. Es ist üblich, getrocknete Kräuter in eine Kapsel oder Tablette mit den genauen Anweisungen für die Verwendung und Dosierung auf dem Produktetikett zu setzen. Von Zeit zu Zeit gibt es Kräuterextrakte in flüssiger Form in einer Kapsel. Die typische Dosierung für beide beträgt 2-3 Tabletten oder im Fall von Kapseln 2-3mal täglich.

Extrakte / Tinkturen

Flüssige pflanzliche Zubereitungen sind als Extrakte oder besser bekannt als Tinkturen bekannt. Diese werden im Allgemeinen durch Einweichen von Kräutern in einer Wasser- und / oder Alkoholmischung hergestellt. Diese Extrakte kommen häufig entweder in einer Flaschenform (mit einem Tropfer zum Messen von Dosierungen) oder einer festgelegten Anzahl von Fläschchen vor, die für eine Portion eingestellt sind. Sie sollten sich darüber im Klaren sein, dass ein Großteil der homöopathischen Extrakte wesentlich stärker als normale Extrakte sind und nach einem Gutachten eines zertifizierten homöopathischen Spezialisten verwendet werden sollten.

Pulver

Getrocknete Kräuter können auch zu feinen Pulvern gemahlen werden, die mit Wasser (vor dem Schlucken) zum Verzehr vermischt werden. Bei vielen Gelegenheiten haben diese Getränke einen bitteren Geschmack des Krauts und können mit Honig gesüßt werden. Oder Sie können leere Gelatinekapseln kaufen und das Pulver von Hand einschließen, um diesen Nachgeschmack zu umgehen.

Getrocknete Kräuter

Oft werden diese Kräuter in großen, luftdichten Behältern in großen Mengen verkauft. Wenn Sie zu Hause sind, sollten alle Ihre Kräuter auf die gleiche Weise gelagert werden. Sie sollten einen kühlen dunklen Bereich wählen. Mit diesen gekauften Massenkräutern können Sie entweder Gelatinekapseln füllen und nach Bedarf schlucken oder als Tee aufbrühen. Ein Esslöffel des Krauts in heißem Wasser ist die häufigste Dosierung. Trinken Sie (jeden gemachten Tee) heiß oder lagern Sie Reste im Kühlschrank, um später wieder aufgewärmt zu werden.

Zubereitete Tees

Eine große Anzahl getrockneter Kräuter kann in Teebeutelform gekauft werden, bereit, wie jeder andere Tee gebraut zu werden. Der Unterschied zwischen jedem medizinischen Tee und normalen Tees, die in Supermärkten gefunden werden, ist die Potenz. Ein echter medizinischer Tee wird mehr Wirkstoff haben und sollte nur wie angewiesen konsumiert werden.

Cremes und Salben

Viele Kräuter erweisen sich als nützlich, wenn sie äußerlich und nicht innerlich verwendet werden. Kräutercremes werden zur Linderung von Gelenkschmerzen oder zur Linderung von Hautproblemen und -reizungen wie Ekzemen eingesetzt. In der Praxis funktionieren diese Produkte gut und sind im Allgemeinen frei von Nebenwirkungen. Einige Cremes und Salben enthalten jedoch viele starke Inhaltsstoffe und sollten immer wie angegeben verwendet werden.

Körperpflegeprodukte

Seifen, Lotionen, Deodorants, Zahnpasta und andere verschiedene Produkte sind ebenfalls erhältlich. (In der Regel) ganz natürlich und mit einigen Kräutern hinzugefügt, um vorteilhafte Eigenschaften zu erhöhen, die sich auf den Produktgebrauch beziehen. Diese Produkte sind normalerweise wirksam und bieten ausgezeichnete Alternativen zu herkömmlichen, mit Chemikalien gefülltem Körperpflegeprodukten. Dies ist besonders dann der Fall, wenn Sie die negativen Auswirkungen von chemischen Zusatzstoffen kennen. Sie sind in vielen Fällen groß und schockierend.

Ashwagandha

Ashwagandha (withania somnifera) wird als "indischer Ginseng" bezeichnet, und dieses Adaptogen hilft beim Lernen und Erinnern. Eine Studie in Indien von fünfzig Probanden, die an langfristiger Lethargie und chronischer Müdigkeit litten, wurde ein Tonikum verabreicht. Eines, das elf Kräuter mit Ashwagandha enthielt. Die Patienten hatten auf Vitamin- oder Mineralergänzungen nicht reagiert und hatten keine bekannten Krankheiten. Nach Einnahme des Ashwagandha-basierten Tonikums für einen Monat berichteten die Probanden von einer Verbesserung der Stimmung um 45 %. Außerdem stiegen die Blutplasmaproteine und deren Hämoglobin Spiegel deutlich an, was ebenfalls eine allgemeine Gesundheitsverbesserung zeigte.

Die Wirkungen von Ashwagandha (verglichen mit Ginseng) wurden gemessen, um die adaptogenen Qualitäten und anabolen Unterschiede zu sehen. In einem Test mit Testratten und Mäusen erhielten sie einen Extrakt aus Ginseng, einem Ashwagandha-Extrakt oder Kochsalzlösung für sieben Tage. Am achten Tag der Studie wurde die Ausdauer der Tiere durch Schwimmen gemessen. In der Ginseng-Gruppe schwammen sie 62,55 Minuten. Die Ashwagandha-Gruppe schwamm für bis zu 82,14 Minuten, während die Kochsalzlösung nur 35,34 Minuten schwamm. Dies spricht dafür, dass Ashwagandha ein stärkeres Adaptogen als Ginseng sein könnte und schlägt auch vor, dass es die athletische Ausdauer erhöhen könnte.

Katzenklauen

Die Katzenkralle (uncaria tomentosa) kommt in Südamerika vor und ist bekannt für ihre immunverstärkenden und entzündungshemmenden Eigenschaften. Katzenkralle kann bei der Behandlung vieler mit dem Immunsystem in Verbindung stehender Störungen, wie rheumatoider Arthritis, Morbus Crohn, Herpes und Krebs, verwendet werden. Es wird auch "una de gato" genannt und wird häufig in Tinktur oder Pillenform gefunden. Überprüfen Sie für die Qualität der Ergänzungen, die auf 15 Prozent Polyphenole standardisiert sind. Dosierungen von Katzenkralle sind 500 bis 1000 Milligramm pro Tag.

Citrus Aurantium

Die unreife Frucht der grünen Orange wird seit über 1000 Jahren in der traditionellen chinesischen Medizin verwendet. Sie wird verwendet, um den Körper mit vergleichbaren Wirkungen von Ephedrin zu energetisieren. Citrus Aurantium verbessert auch die Verdauung, die Durchblutung und die Leberfunktion.

Citrus aurantium enthält ein Synephrin, eine Substanz ähnlich wie Ephedrin, und andere Thermogene wie Koffein und Guarana, aber ohne die Nebenwirkungen. Es hat sich gezeigt, dass Synephrin keine Gewohnheit bildet und nicht wie Ephedrin auf das Nervensystem einwirkt. Die Forschung zeigte, dass es antidepressive Fähigkeiten besitzt und gleichzeitig die Herzleistung des Herzens erhöht. Schauen Sie sich Produkte an, die 3-6 Milligramm Synephrin liefern.

In Nordamerika heimisch verwenden die Indianer es mehr als jedes andere Kraut und es ist das Kraut der Wahl für die Bekämpfung von Erkältungen, Grippe, Infektionen und einer Vielzahl anderer Bedingungen. Rund 350 Studien haben die klinische Anwendung von Echinacea untersucht, wobei die Untersuchungen ergeben haben, dass Echinacea zahlreiche immunstimulierende Wirkungen hat. Laut europäischen Studien kann Echinacea die Aktivität und die Anzahl der zirkulierenden Zellen des Immunsystems erhöhen.

Es erhöht auch die Produktion von natürlichen immun aktiven Verbindungen wie Interferon. Neun Arten von Echinacea existieren, obwohl nur bei zwei von ihnen (Echinacea Purpurea und Echinacea Angustifolia) eine umfangreiche Studie durchgeführt wurde. Überprüfen Sie eines der folgenden Punkte, um den maximalen Nutzen zu erzielen. Die empfohlene Dosierung beträgt 200 bis 400 Milligramm, zwei bis dreimal pro Tag. Entweder allein oder mit anderen immun stärkenden Kräutern.

Kapitel 10: DAS WÖCHENTLICHE TRAININGSPROGRAMM

Nun kommen zum Praxisteil und ich möchte ein leicht verständliches Trainingsprogramm vorstellen. Es ist sehr konsistent und ermöglicht die Zeit, die für die Heilung, Reparatur und das Wachstum der Muskeln benötigt wird. Dies wird daher als Mittel zum Erfolg und zur tatsächlichen, ergebnisorientierten Leistung genutzt. Bleiben Sie immer hydratisiert, fokussiert, positiv und nutzen die drei Säulen, um auf lange Sicht auf dem Kurs bleiben.

Ich empfehle immer, großartige Ergänzungen hinzuzufügen, um Ihren Körper in seinen Kernnährstoffprozessen als Notwendigkeit zu unterstützen. Echte Nahrung ist immer großartig, aber manchmal brauchen wir nur ein bisschen mehr, um stark zu bleiben, Energie zu schöpfen und unserem Körper die Nahrung zu geben, die benötigt wird, um fantastische, langfristige Ergebnisse zu erzielen.

Grundlegendes wöchentliches Core-Trainingsprogramm:

(Erforderliche Wiederholungen hinzufügen)
Workout # 1
Montag - Brust, Trizeps und Bauch
Workout # 2
Dienstag - Schultern, Beine und Bauch
Workout # 3
Mittwoch - Rücken, Bizeps und Bauch
Workout # 4
Donnerstag - Brust, Trizeps und Bauch
Workout # 5
Freitag - Schultern, Beine und Bauch
Workout # 6
Samstag - Zurück, Bizeps und Bauch

Zusätzliche Tipps:

- Die Bauchmuskeln werden täglich von Montag bis Freitag durchgeführt.

- Alle 3 Tage ist der ganze Körper fertig, über die Woche ist jeder Teil zweimal erledigt.

Workout # 1 und Workout # 4

Brust:
Bankdrücken - 3 Sätze von 10-12 Wiederholungen
Schrägbank - 3 Sätze von 10-12 Wiederholungen
Flys - 3 Sätze von 10-12 Wiederholungen

Trizeps:
Stehende Trizeps-Extension mit Langhantel - 3 Sätze von 8-10 Wiederholungen
Enges Bankdrücken - 3 Sätze von 10-12 Wiederholungen
Bauchmuskeln Crunches, 4 Sätze von 25 Wiederholungen

Workout # 2 und Workout # 5

Schultern:
Kurzhantel Press - 3 Sätze von 8-10 Wiederholungen
Militärpresse - 3 Sätze von 8-10 Wiederholungen
Stehende Seitheben - 3 Sätze von 8-10 Wiederholungen

Beine:
Kniebeugen - 5 Sätze von 8-10 Wiederholungen
Beinstrecker - 5 Sätze von 8-10 Wiederholungen
Beinbeuger - 5 Sätze von 8-10 Wiederholungen
Bauchmuskeln Crunches, 4 Sätze von 25 Wiederholungen

Workout # 3 und Workout # 6

Rücken:

Latzug Pulldowns- 3 Sätze von 8-10 Wiederholungen
Kreuzheben - 5 Sätze von 8-10 Wiederholungen
Kurhantel Rudern - 3 Sätze von 8-10 Wiederholungen

Bizeps:
Sitzende Kurzhantel Curls - 3 Sätze von 8-10
Wiederholungen
Stehende Langhantel Rudern - 3 Sätze von 8-10
Wiederholungen
Bauchmuskeln Crunches, 4 Sätze von 25 Wiederholungen

Sitzende Kurzhantel Curls

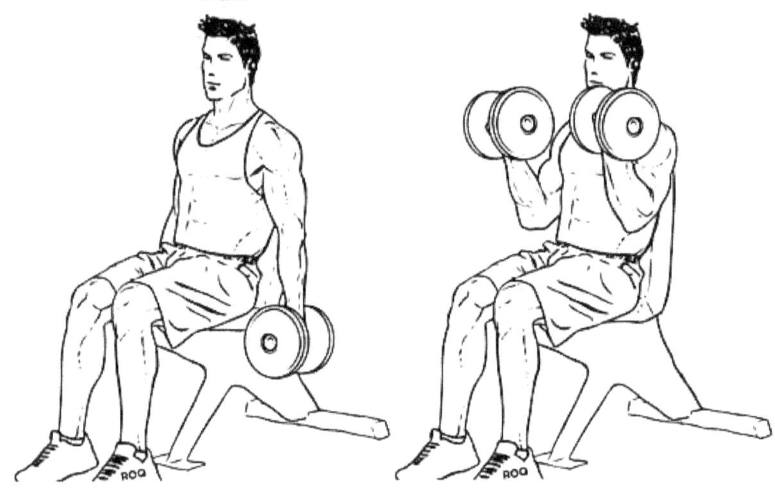

- **SETZEN SIE SICH MIT EINER KURZHANTEL** in jeder Hand auf Armlänge auf eine Bank. Halten Sie die Ellbogen dicht an Ihrem Körper.
- Drehen Sie die Handflächen, sodass sie Ihrem Körper zugewandt sind. Dies ist die Ausgangsposition.
- Halten Sie Ihre Oberarme fest, drehen Sie die Gewichte und beginnen Sie, Ihre Handgelenke zu drehen, während die Kurzhanteln an Ihren Oberschenkeln vorbeigehen.
- Die Handflächen sollten am Ende der Bewegung nach vorne zeigen.
- Achten Sie darauf, dass Sie beim Ausatmen den Bizeps zusammenziehen, und achten Sie auch darauf, dass sich nur Ihre Unterarme bewegen.
- Fahren Sie fort, bis Ihr Bizeps vollständig kontrahiert ist und die Hanteln auf Schulterhöhe sind. Halten Sie

diese Position für eine Sekunde, um Ihren Bizeps anzuspannen.

- Senken Sie langsam die Hanteln in Richtung der Startposition, während Sie einatmen und drehen Sie Ihre Handgelenke zurück. Ihre Handflächen sollten jetzt zum Körper zeigen.

Stehende Langhalten Rudern

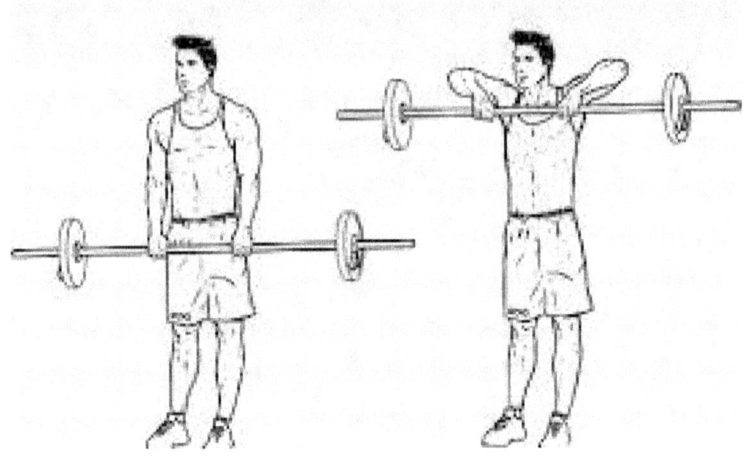

- Stellen Sie sich mit den Füßen Schulterbreite hin, Ihre Zehen sollten mittelstark nach außen zeigen.
- Greifen Sie die Stange ein wenig breiter als Ihre Schultern. Halten Sie die Stange niedrig in Ihren Händen.
- Beugen Sie die Knie leicht. Halten Sie sie zurück, damit die Stange sie nicht trifft.
- Heben Sie Ihre Brust und strecken Sie Ihren Rücken. Bewegen Sie die Stange nicht, lassen Sie die Hüften fallen oder versuchen Sie, die Schulterblätter zusammen zu ziehen.
- Atmen Sie tief ein, halten es und hebe die Stange in Richtung Ihrer unteren Brust.
- Führen Sie mit Ihren Ellbogen, indem Sie sie an die Seite Ihres Körpers zur Decke ziehen.

Latzug Pulldowns

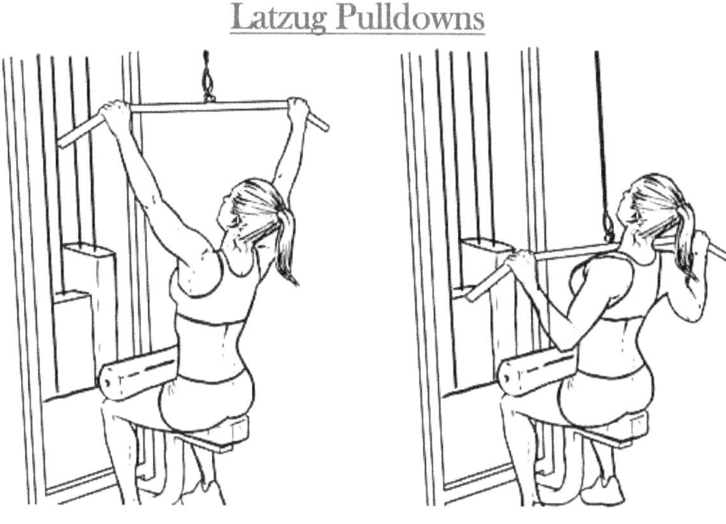

- Setzen Sie sich an die Ausrüstung. Passen Sie die Knieschoner an Ihre Körpergröße an. Dies verhindert, dass sich der Körper beim Ziehen hebt.
- Halten Sie die Stange mit den Handflächen nach vorne. Ihre Hände sollten einen größeren Abstand als Ihre Schulterbreite haben. Für mittlere Griffe müssen die Hände gleich der Schulterbreite platziert werden. Ein enger Griff erlaubt es Ihnen, Ihre Hände so zu platzieren, dass sie schmaler als Ihre Schulterbreite ist.
- Strecken Sie Ihre Arme vor sich aus und halten Sie die Stange.
- Lehnen Sie Ihren Oberkörper um 30 Grad zurück. Bilden Sie eine Kurve in Ihrem unteren Rücken, während Sie Ihre Brust herausstrecken. Dies ist Ihre Ausgangsposition.
- Während Sie ausatmen, ziehen Sie die Stange nach unten, bis sie Ihre obere Brust berührt.

- Drücken Sie Ihre Rückenmuskeln zusammen, sobald Sie die volle, kontrahierte Position erreicht haben. Ihr Oberkörper sollte still bleiben und nur Ihre Arme sollten sich bewegen. Ihre Unterarme machen keine andere Arbeit, als die Stange zu halten, also ziehen Sie nicht die Stange mit Ihren Unterarmen.
- Nach einer Sekunde in der kontrahierten Position, atmen Sie ein und heben die Stange langsam wieder in die Ausgangsposition. Tun Sie dies, bis Ihre Arme vollständig ausgestreckt sind und Ihre Lats vollständig gestreckt sind.

Kniebeugen

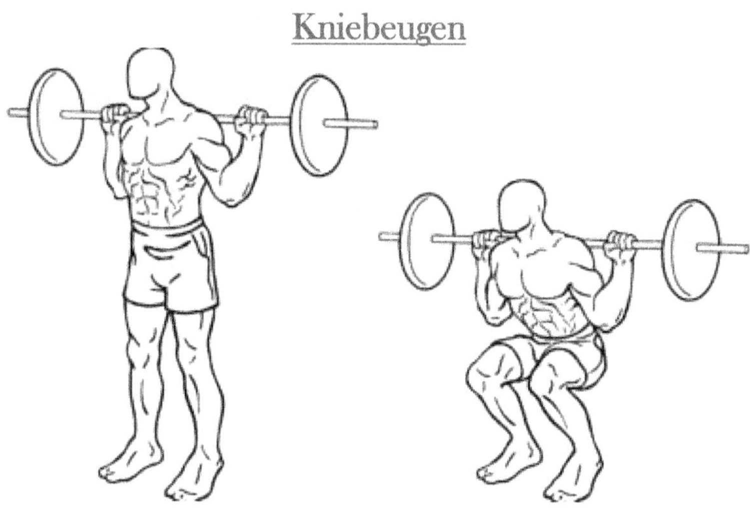

- Stehen Sie mit Ihren Füßen schulterbreit auseinander.
- Drehen Sie Ihre Zehen leicht nach außen.
- Ziehen Sie Ihre unteren Bauchmuskeln an und ziehen Sie sie fest und halten Sie Ihren Kopf und Ihre Augen nach vorne gerichtet.
- Atmen Sie ein, während Sie langsam Ihre Knie beugen, während Sie Ihre Hüften fallen lassen, während Sie Ihren Körper senken. Halten Sie die Fersen Ihrer Füße flach auf dem Boden. Als Gegengewicht halten Sie Ihre Arme in Schulterhöhe vor sich.
- Am Ende der Bewegung pausieren und ausatmen, dann zurück in die Ausgangsposition drücken.
- Halten Sie Ihren Rücken während des Hebens so gerade wie möglich, um Spannungen zu vermeiden.

Kurzhantel Rudern

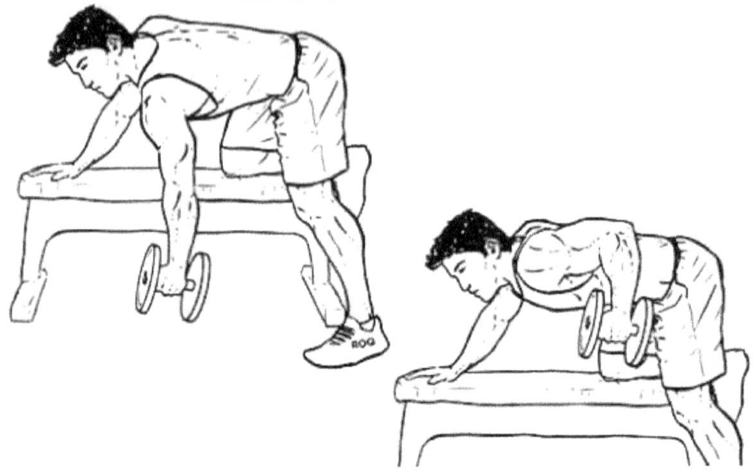

- Legen Sie eine Hantel auf jede Seite einer flachen Bank.
- Platzieren Sie linkes Bein am Ende der Bank.
- Beugen Sie Ihren Oberkörper, bis Ihr Oberkörper parallel zum Boden ist. Zur Unterstützung legen Sie linke Hand auf das andere Ende der Bank.
- Benutzen Sie die rechte Hand, um die Hantel aufzunehmen.
- Die Handfläche sollte zu Ihrem Oberkörper zeigen. Dies ist die Ausgangsposition.
- Atmen Sie aus und ziehen die Kurzhantel an die Seite Ihrer Brust. Halten Sie Ihren Oberarm nahe an der Seite Ihres Körpers, während Sie still bleiben.
- Sobald Ihr Arm den höchsten Punkt in Richtung Ihrer Schulter erreicht, drücken Sie Ihre Rückenmuskulatur zusammen.
- Atmen Sie ein, wenn Sie den Widerstand verringern und die Hantel gerade in die Ausgangsposition senken. Denken Sie daran, die Seiten zu wechseln und mit dem anderen Arm zu wiederholen.

Beinstrecker

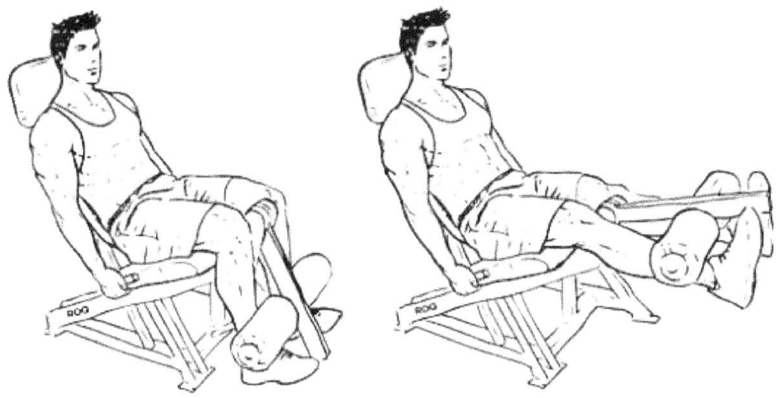

- Wählen Sie Ihr Gewicht und setzen Sie sich auf die Maschine.
- Platzieren Sie Ihre Beine unter dem Pad (über Ihren Füßen) nach vorne zeigend.
- Ergreifen Sie die Seitenleisten. Stellen Sie sicher, dass Ihre Beine in einem Winkel von neunzig Grad zwischen Ihrem unteren und oberen Bein sind.
- Atmen Sie aus und benutzen Sie Ihren Quadrizeps, strecken Sie Ihre Beine bis zum maximalen Punkt vor Ihnen aus.
- Halten Sie diese Position für eine Sekunde.
- Atmen Sie ein und senken Sie das Gewicht langsam auf die ursprüngliche Startposition ab.

Beinbeuger

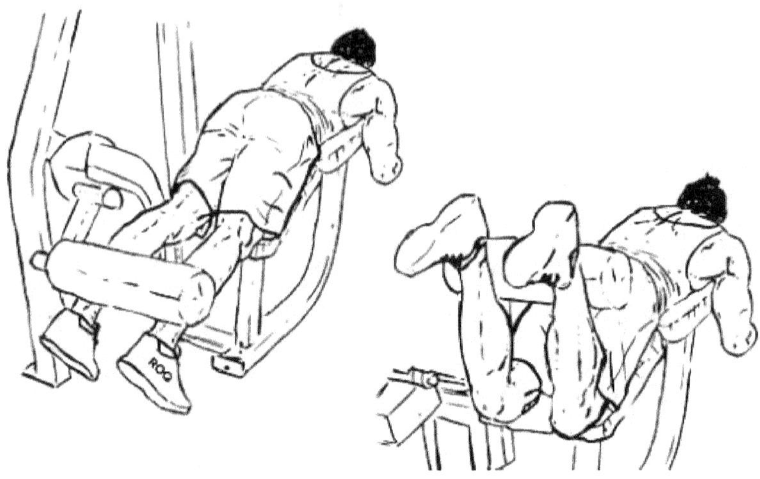

- Setzen Sie sich mit dem Rücken gegen das Rückenpolster und stellen Sie die Maschine auf Ihre Körpergröße ein.
- Legen Sie Ihr Unterbein oben auf den gepolsterten Hebel (ein paar Zentimeter unter Ihren Waden).
- Sichern Sie das Beckenpolster an Ihren Oberschenkeln und über Ihren Knien.
- Fassen Sie die seitlichen Griffe und richten Sie Ihre Zehen gerade aus.
- Ausatmen und beugen Sie Ihre Knie, ziehen den Hebel der Maschine so weit wie möglich unter die Rückseite Ihrer Oberschenkel.
- Halte diese Position für eine Sekunde.
- Atmen Sie ein, wenn Sie langsam in die Ausgangsposition zurückkehren.

Kurzhantel Bankdrücken

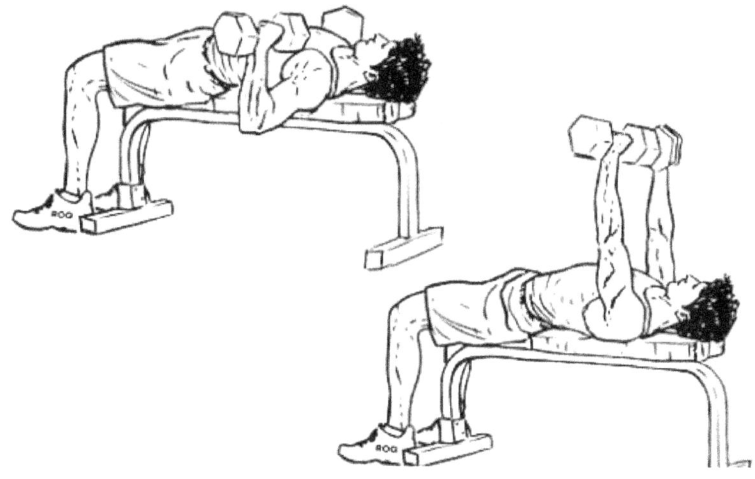

- Legen Sie sich auf eine flache Bank mit einer Hantel in jeder Hand. Die Handflächen werden einander zugewandt.
- Sobald Sie die Schulterbreite erreicht haben, drehen Sie Ihre Handgelenke nach vorne, sodass die Handflächen nach vorne zeigen.
- Die Kurzhanteln sollten nur an den Seiten der Brust sein, wobei Ihre Oberarme und Unterarme einen Winkel von neunzig Grad bilden.
- Atmen Sie aus und benutzen Ihre Brust, um die Hanteln nach oben zu drücken.
- Schließen Sie Ihre Arme an der Oberseite des Aufzugs und spannen Sie Ihre Brust fest an, dann halten Sie eine Sekunde inne.
- Einatmen und langsam die Hanteln senken.

Tipp: Das Absenken des Gewichts sollte ungefähr doppelt so lange dauern wie das Abheben.

Military Press

- Positionieren Sie die Langhantel auf dem Rack bis knapp unter Ihre Schulterhöhe. Legen Sie die gewünschten Gewichte auf die Stange.
- Stehen Sie mit Ihren Füßen leicht breiter als Ihre Schultern.
- Nehmen Sie eine Schulterbreite Haltung ein (Füße leicht breiter als Ihre Schultern) und legen Sie Ihre Hände in Schulterbreite an.
- Jetzt greifen Sie die Stange mit den Handflächen zu Ihnen.
- Machen Sie ein Schritt unter die Stange und heben Sie es auf Ihr Schlüsselbein, während Sie Ihren Rücken gerade und in einer neutralen Position halten.
- Gehen Sie zwei Schritte zurück. Einatmen und versteifen.
- Achten Sie auf Ihren Kinn und drücke dann die Stange über Ihren Kopf.
- Halten Sie eine Sekunde an.
- Atmen Sie aus und gehen langsam in die Bewegung, während Sie die Stange wieder auf Ihre Brust legen.

* Wiederholen Sie dies für die gewünschte Anzahl von Wiederholungen und legen Sie die Stange auf das Rack ab, wenn Sie fertig sind.

Stehende Seitheben

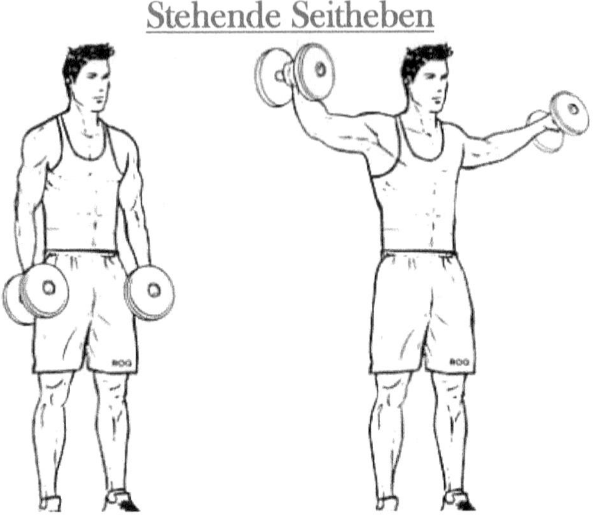

- Wählen Sie ein Paar Hanteln und stehen Sie mit einem geraden Rücken.
- Halten Sie die Hanteln an Ihrer Seite auf Armlänge mit den Handflächen zu den Seiten Ihres Körpers. Dies ist Ihre Ausgangsposition.
- Unter Beibehaltung einer geraden und stillen Oberkörperposition heben Sie die Hanteln von Ihren Seiten mit einer leichten Beugung am Ellenbogen und mit den Händen leicht nach vorne geneigt an.
- Atmen Sie aus, während Sie die Arme anheben, bis sie parallel zum Boden sind und zur Seite zeigen. Sobald Ihre Arme waagerecht sind, pausieren Sie für eine Sekunde.
- Atmen Sie ein, wenn Sie die Hanteln langsam zurück in die Ausgangsposition bringen. Wiederholen Sie dies für die empfohlene Anzahl von Wiederholungen.

Bankdrücken

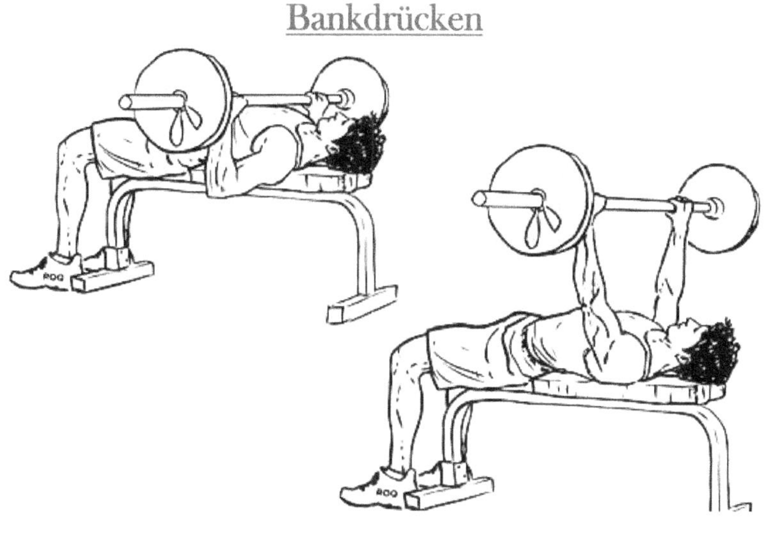

- Verwenden Sie einen Griff mittlerer Breite nur etwas breiter als Ihre Schultern.
- Bilden Sie einen Winkel von neunzig Grad mit Ihren Ellbogen.
- Heben Sie die Stange aus Halterung und halten Sie sie mit fast durchgestreckten Armen über Ihrem Körper. Dies ist Ihre Ausgangsposition.
- Atmen Sie ein und lassen die Stange langsam herunter, bis sie die Mitte Ihrer Brust berührt. Pausieren Sie für eine Sekunde.
- Atmen Sie aus, während Sie die Stange in die Ausgangsposition zurückbringen. Wiederholen Sie die Bewegung für die vorgeschriebene Anzahl von Wiederholungen. Wenn Sie fertig sind, legen Sie die Stange wieder in die Halterung. Es ist ratsam, die Hilfe eines Spotters zu haben.

Multipresse: Schrägbankdrücken

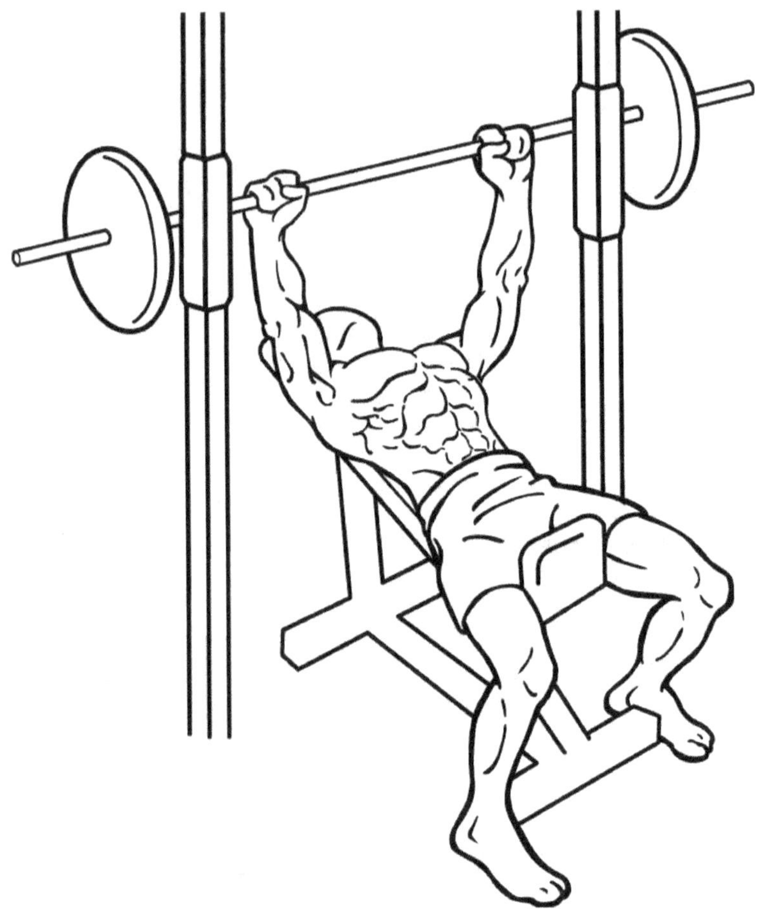

- Laden Sie die Stange auf ein angemessenes Gewicht für Ihr Training.
- Stellen Sie den Sitz auf Ihre Größe ein.
- Die Griffe der Maschine sollten sich in der Ausgangsposition nahe an der Spitze der Brust befinden.
- Ihre Brust und Ihr Kopf sollten oben sein und Ihre Schulterblätter zusammenziehen.

- Atme Sie aus und drücke die Griffe nach vorne, indem Sie die Ellenbogen ausstrecken. Halten Sie für eine Sekunde oben an.
- Atmen Sie ein, wenn Sie das Gewicht langsam in die Startposition bringen.
- Behalten Sie die Spannung Ihrer Muskeln, damit das Gewicht nicht auf der Maschine ruht.
- Schließen Sie Ihre Wiederholungen ab, bevor Sie das Gewicht auf der Maschine ruhen lassen.

<u>Fly's</u>

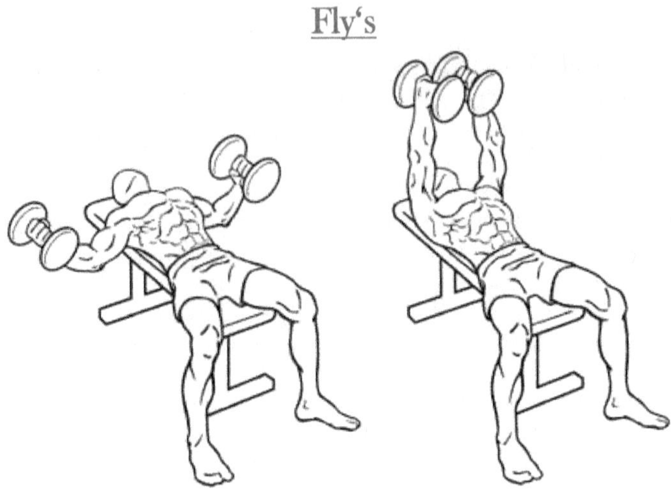

- Nehmen Sie sich ein Paar Kurzhanteln und legen sich flach auf die Bank.
- Positionieren Sie Ihre Arme parallel zum Boden.
- Atme Sie aus und ziehen die Hanteln vor sich zusammen, während Sie Ihre Brust in der Mitte anspannen.
- Halten Sie eine Sekunde lang die Position an.
- Einatmen und langsam in die Ausgangsposition zurückkehren. Nutzen Sie den Widerstand, um Ihre Brustmuskeln zu dehnen, während Sie Ihre Hände seitlich senken. Wiederholen Sie dies für die Anzahl der Wiederholungen in Ihrem Satz. Vergessen Sie nicht zu atmen.

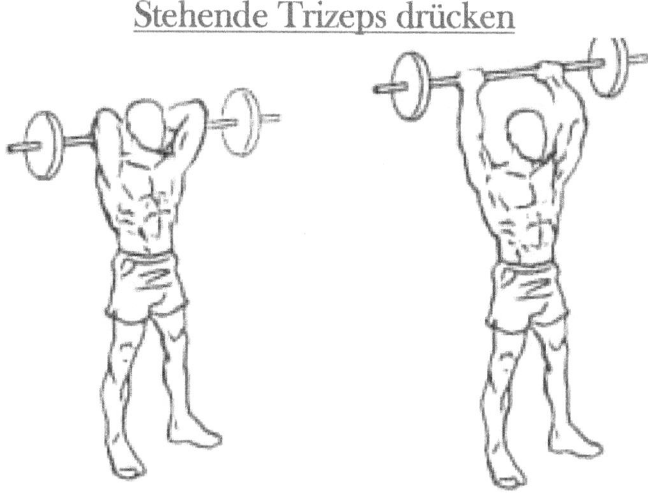

- Stehen und halten Sie eine Langhantel mit beiden Händen. Ihre Hände sollten etwas enger als Schulterbreite voneinander entfernt sein.
- Stehen Sie mit den Füßen schulterbreit auseinander.
- Heben Sie nun die Langhantel über Ihren Kopf, bis Ihre Arme vollständig ausgestreckt sind. Halten Sie die Oberarme dicht an der Seite Ihres Kopfes.
- Senken Sie den Widerstand in einer gewölbten Bewegung hinter Ihrem Kopf, bis Ihre Unterarme Ihren Bizeps berühren. Die Oberarme sollten ruhig bleiben und nur die Unterarme sollten sich bewegen.
- Atmen Sie ein, wenn Sie diesen Schritt machen.
- Atmen Sie aus und kehren Sie mit Ihrem Trizeps in die Ausgangsposition zurück, um die Langhantel zu heben. Wiederholen Sie dies für die empfohlene Anzahl von Wiederholungen in Ihrem Satz.

Enges Bankdrücken

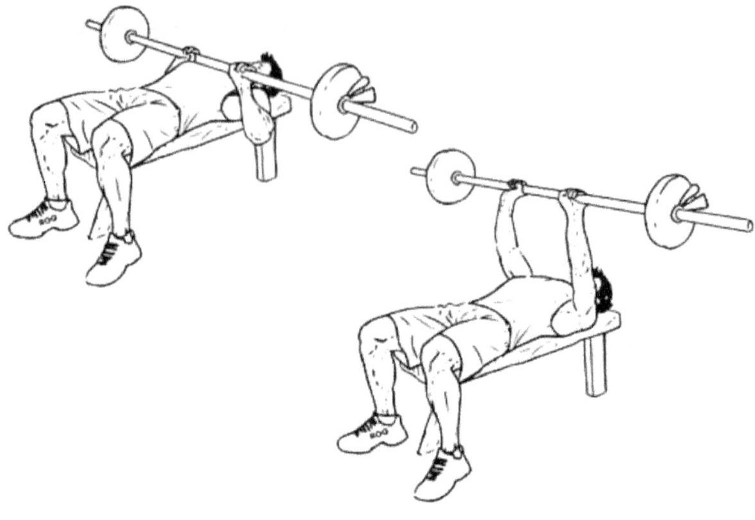

- Legen Sie sich auf eine flache Bank.
- Mit einem engen Griff haben Sie Ihre Hände Schulterbreit nach innen.
- Heben Sie die Stange aus dem Rack und halten Sie sie mit durchgestreckten Armen gerade über sich.
- Atmen Sie ein und lassen Sie die Stange langsam bis zur Brust sinken. Pausieren Sie für eine Sekunde.
- Atmen Sie aus während Sie die Stange wieder zurück in die Ausgangsposition drücken. Tun Sie dies mit Ihrem Trizeps. Strecken Sie die Arme durch, wenn Sie das Limit erreichen.
- Halten Sie kurz inne und machen dann für die vorgeschriebene Anzahl von Wiederholungen weiter.

FAZIT

Als kleine Zusatzmotivation habe ich für alle Leser dieses Buches eine geschlossene Facebook-Gruppe eingerichtet. Dort können Sie sich mit anderen Gruppenmitgliedern austauschen, ihr könnt Euch gegenseitig helfen und unterstützen. Sie finden es, weiter unten im Text.

DANKSAGUNG

Ich möchte Ihnen danken, dass Sie sich die Zeit genommen haben, Ihre körperliche Fähigkeiten und Erscheinungsbild auf ein neues Level zu bringen. Ich weiß, dass Sie Erfolg haben werden, wenn Sie Ihre Zeit und Mühe auf lange Sicht investieren. Ich bin so froh, dass ich meine Einsichten mit Ihnen zu diesem Thema teilen konnte, für das ich mich so leidenschaftlich interessiere. Außerdem habe ich das getan, damit Sie Ihre Ziele erreichen können, ohne sich Gedanken über den ganzen BS- und Marktplatz-Hype machen zu müssen, der heutzutage so verwirrend und entmutigend sein kann. Wenn Sie die Tipps in diesem Buch folgen, weiß ich, dass Sie auf dem besten Weg sind, den gewünschten Körper zu bekommen. Ihren Traumkörper! Ich gratuliere Ihnen, dass Sie so weit gekommen sind. Bitte wisse, dass ich Sie "virtuell" anfeuere. Ich wünsche Ihnen viel Glück in der Zukunft und ich sende Ihnen alle meine Gebete und positiven Gedanken auf Ihrer Krafttrainingsreise. Danke, dass Sie Ihre Zeit hier verbracht haben.

P.S. Ich glaube wirklich an Sie! ☺

KONNTEST DU WAS LERNEN?

Jetzt kommen wir zu dem Teil des Buches, in dem ich Sie um einen kleinen Gefallen bitte. Sollten Sie es nicht bereits wissen, Rezensionen sind ein extrem wichtiger Bestandteil von Produkten. Kunden verlassen sich auf Ihre Rezensionen, wenn sie Kaufentscheidungen treffen. Ihre Rezensionen helfen meinen Büchern innerhalb eines schon fast überfüllten Amazon-Marktplatzes, sichtbarer zu werden.

Sollten Sie Gefallen an diesem Buch gefunden haben, wäre ich Ihnen sehr dankbar für Ihre Bewertung. Um eine Bewertung zu hinterlassen, klicken Sie einfach hier (LINK BUCHPRODUKTSEITE). Schreiben Sie kurz, was Ihnen ganz besonders gut gefallen hat und natürlich auch, sollten Sie etwas vermisst haben. Das dauert nicht länger als 2 Minuten.

Sagen Sie Ihre Meinung zu diesem Artikel

Kundenrezension verfassen >

Ich lese wirklich jede Bewertung und jedes persönliche Feedback (DEINE EMAIL). Das hilft mir enorm dabei, meine Bücher stetig zu verbessern. Vielen herzlichen Dank für Ihre Unterstützung.

Mit den besten Wünschen
IHR AZRAEL

Bonus: VIDEOKURS UND FACEBOOK

Um Zugang zum online Videokurs zu bekommen, müssen Sie sich unter **https://goo.gl/sZaKqM** anmelden.

Nach der erfolgreichen Anmeldung haben Sie Zugang zum Kurs.

Wichtig: Schauen Sie sich die Videos über dem PC an, falls es mit dem Smartphone nicht klappt.

Facebook Gruppe finden Sie unter:

„Erfolgreich Muskelaufbauen und Abnehmen" **oder**

https://goo.gl/vpHVa5

Human Health
1. Auflage
Alle Rechte vorbehalten
. Nachdruck, auch auszugsweise, verboten
Kein Teil dieses Werkes darf ohne schriftlich Genehmigung des Autors in irgendeiner Form reproduziert, vervielfältigt oder verbreitet werden.
Kontakt: Onur Kizilarslan Sudetenstrasse 50 76187 Karlsruhe
Covergestaltung: Fiver
Coverfoto: depositphotos.com

9 781724 397478